女は筋肉　男は脂肪

Iiguchi Mitsuru

a pilot of wisdom

目次

第2章　体力・運動能力の男女差はなぜ生まれるか

第5章　筋肉を増やす運動・内臓脂肪を減らす運動

第6章　健康効果を高める栄養と食事パターン ―― 161

イラストレーション／佐久間広己
図版作成／ＭＯＴＨＥＲ

はじめに

元気なシニアとそうでないシニア

日本人の体力は、20年前に比べて見違えるほど向上し、特に今は、65歳以上のシニアと呼ばれる世代がとても元気です。

平均寿命が延び、会社の定年年齢を70歳にまで引き上げることが検討されるまでになり、「悠々自適の隠居年金生活」といった昭和の時代のお年寄りのイメージはもうなくなり、「隠居」という言葉は使われなくなって久しくなりました。

シニア世代の元気ぶりは、データでも示されています。「新体力テスト」と呼ばれる『平成30年度体力・運動能力調査結果の概要』（スポーツ庁）を見ると、過去10年間で、30歳代後半の女性と40歳代後半の男性の体力は低下傾向にあるにもかかわらず、なんと65〜

新体力テストの合計点の推移

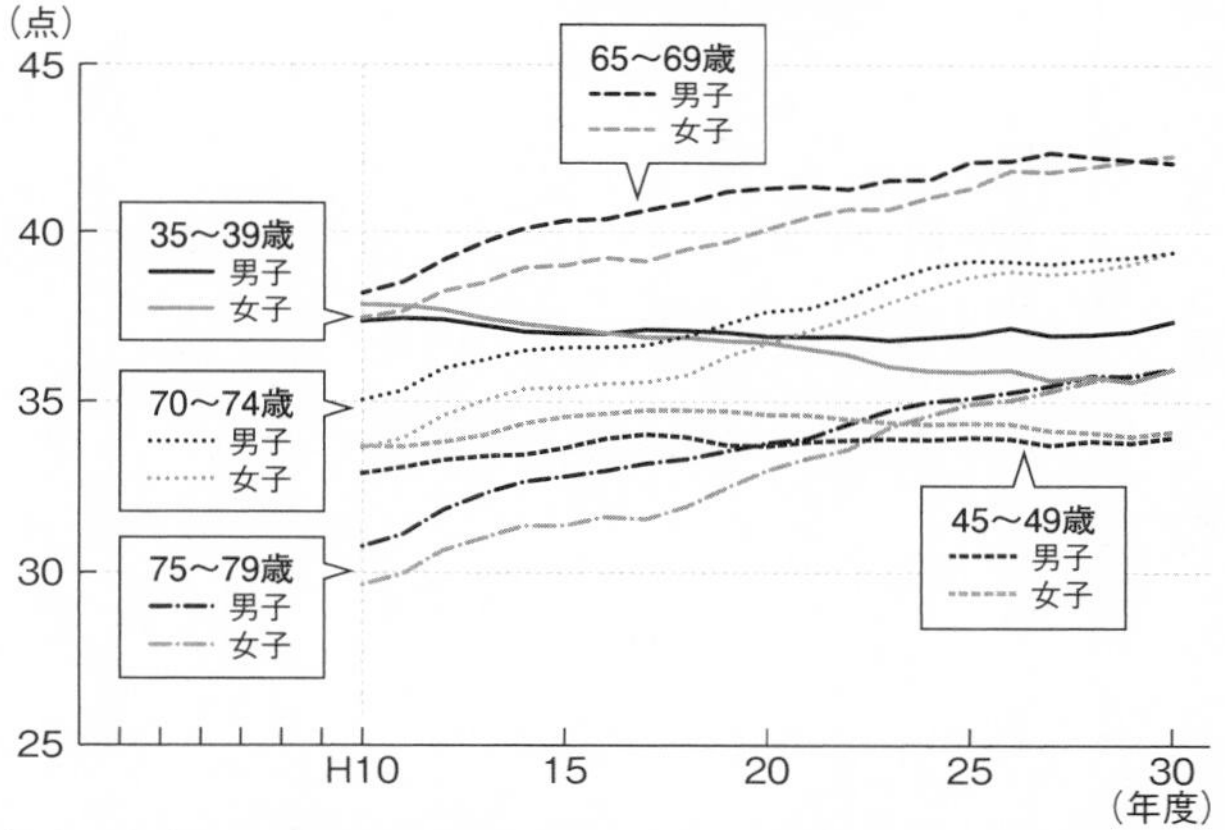

『平成30年度体力・運動能力調査結果の概要』(スポーツ庁2019.10.13公表)をもとに作成

79歳では男女ともに体力は右肩上がりに向上しています。特に75〜79歳の平成10年度との差は過去最高というから驚きです。

この新体力テストでは、握力(物を握る手の力)や上体起こしといった実際に体を動かすテスト以外に、いくつかの質問項目の結果もあわせて公表されています。それによると、以下のことが明らかになりました。

①　男女ともに、ほとんどの年齢において1日の運動・スポーツ実施時間が長いほど体力水準が高い。1日の運動・スポーツ実施時間は、生涯にわたって体力を高い水準に保つための重要な要因の1つと

考えられる。

② 運動部やスポーツクラブに所属している人のほうが、所属していない人に比べて運動テストの合計点が高い。

③ 学生時代に運動部（クラブ）での活動を経験した人のほうが、経験していない人に比べて運動テストの合計点が高い。

④ 「ほとんど毎日」「時々」運動する人のほうが、「時たま」「しない」人に比べて「大いに健康」という意識が高い。

⑤ 「ほとんど毎日」「時々」運動する人のほうが、「時たま」「しない」人に比べて「体力に自信がある」という意識が高い。

さらに、この新体力テストでは、65歳から79歳までの世代に対しては「休まないでどれくらい歩けますか」という質問もしています。

その結果、男女ともに、1時間以上歩ける人の割合は、「ほとんど毎日」運動・スポーツをしている人がもっとも多く、それに応じて生活の充実度も高いという結果になりました。

つまり、日常的に運動・スポーツをすることで、長時間歩ける体力がつき、そして、高い体力を得ることによって元気になり、健康であることが生活の充実につながる可能性を示しているといえます。

健康を維持するためには、日常的な運動・スポーツに限らず、日常生活を営むうえで必要な労働や家事による活動も大切です。

活発な身体活動――とにかくよく動く、ジッとしていないで体をよく動かすことが大切で、それが「元気なシニアとそうでないシニア」の分かれ目になっていることは間違いありません。よく聞かれる「最近のお年寄りは若い！」という評判を裏づけているかのように思えます。

男女に分けて考える理由――性差とは？

こうした「新体力テスト」をはじめとして、国や諸機関のさまざまな研究調査は、その対象を男女に分けて行われ、報告もされています。

ごく当たり前のように思われがちですが、それはなぜなのかをあらためて考えてみましょう。

男と女にそれぞれ分けて調査研究する大きな理由は、「性差」です。

なぜ、男か女が生まれるのか、生物学的にある個体が雌性になるか雄性になるかは、卵子と精子とが合体して受精卵ができたときに決まります。ヒトでは、性染色体がX染色体2本（XX）で構成されたら女、X染色体とY染色体が1本ずつ（XY）で構成されたら男になります。

4カ月ぐらいの胎児になると生殖器官の差異がはっきり分かるようになります。これが「第一次性徴」です。性徴とは、見た目によって男女（雄雌）が判定できる特徴のことです。

ふつう12歳ごろからはじまる思春期になると、脳下垂体の性腺刺激ホルモンが精巣や卵巣に作用して男性ホルモン、女性ホルモンが分泌されるようになり、これによって全身のいたるところに性徴があらわれます。ヒトの場合、男性には骨や筋肉の発達、ひげ・すね毛・胸毛などの体毛の発生、声変わりなど、女性には乳房の肥大、骨盤の発達、皮下脂肪の増加などです。これが「第二次性徴」です。

つまり、性差とは、「ヒトをはじめとして、雄と雌が出会うことで生殖が行われる種に見られる性別の違い」ということになるでしょう。英語では、生物学的性差を、「sex (sex differences)」といいます。

性差という言葉は、生物学的以外にも、遺伝学的、解剖学的、社会的、文化的、行動学的、心理学的など実に幅広い側面を含んでいます。なかでも、社会的・文化的あるいは心理学的性差を「ジェンダー：gender」という場合もあります。

ここでいう性差の「差」は、「ほかのものと異なる、違う」という意味の「差異」の「差」であって、「取り扱いに差をつける、ほかよりも不当に低く取り扱う」という意味の「差別」の「差」でないことはいうまでもありません。


このように、女性と男性の間にはさまざまな違いがあるにもかかわらず、同じ土俵にのせて研究や調査をしても意味はありません。

そこで本書は、これまで世代別に論じられることが多かった書籍や雑誌とは異なり、男女の違いを明確にしながら、科学的な根拠をもとに、運動法や食事術を紹介していきます。

第1章ではまず、平均寿命やかかりやすい病気など、健康に関わる問題について男女の違いを明らかにすることからはじめます。

第1章　男女の健康問題を比べてみる

まずは、さまざまな健康に関する問題について、男性と女性の間でどのような違いがあるのか、あるいはないのかを明らかにしていきます。

平均寿命の違い

平成29（2017）年の日本人の平均寿命は、女性が87・26歳、男性が81・09歳で、いずれも過去最高を更新しています。[*1] 男女の差は6・17年と女性のほうが長く、その70年前の昭和22（1947）年の3・9年と比べてその差は大幅に広がっています。

運動や食事といった生活習慣の改善や健康に対する意識の高まり、医療水準の向上などによって、平均寿命は今後も延び続ける可能性はまだまだあり、女性の平均寿命が90歳を超えるのはそう遠くないかもしれません。

世界に目を向けても、WHO（世界保健機関）に加盟する194カ国では先進国・発展途上国を問わず、ほぼすべての国で、女性の平均寿命が男性を上回る結果となっています。[*2]

男性より女性のほうが長生きするのは日本に限ったことではなく、世界的な傾向であるようです。

では、こうした傾向はいつごろから顕著になり、その理由はなんなのでしょう。

世界の国々でさまざまな研究が行われているなかの1つ、老年学（gerontology）の分野ではもっとも伝統と権威がある南カリフォルニア大学レオナルド・デイビス校の研究者たちは、13の先進国に暮らす１８００～１９３５年に生まれた人々の寿命を調査しました。

それによると、１８００年代から１９００年代初頭に生まれた人々の死亡率が、感染症の予防や食生活の改善、積極的な健康行動をとることによって劇的に低下し、特に女性は、男性に比べてより速いスピードで長寿の恩恵を受けはじめるようになりました。

男女間の死亡率に、明らかに違いがみられるようになったのは１８７０年代初期です。現在のように、男性より女性が長生きする傾向は19世紀後半に端を発し、実に１００年以上も続いていることになります。[*3]

日本も例外ではなく、明治24（１８９１）年から明治31（１８９８）年の資料で、平均寿命は男性42・８歳、女性44・３歳とあり、１００年以上も前から女性のほうが長生きだったことが分かります。

女性のほうが長生きする理由

ではなぜ、女性が男性より長生きをするのでしょうか。その理由は、複雑多岐にわたっていて、世界各国でも研究が行われています。

たとえば、オーストラリアのニューサウスウェールズ大学神経精神医学部門パーミンダー・サクデフ教授の研究によれば、男性は女性に比べて喫煙や飲酒の頻度が高いこと、肥満になりがちであること、早期の治療や医学的援助を受けたがらないこと（医療機関の低利用）、自動車事故や暴力、戦争などで死亡する確率が高いことなど、行動学的な側面を指摘しています。

生物学的な側面においても、男性ホルモンのテストステロンが免疫機能を低下させ、心血管疾患のリスクを高める作用があるいっぽうで、女性ホルモンのエストロゲンには抗酸化作用があり、正常で健康な細胞機能を維持する働きがあるといった研究結果もみられます。[*4] ホルモンについては、第４章で詳しく述べます。

アメリカでは、コロンビア大学医学部名誉教授で、ニューヨークの性差医療財団（The

Foundation for Gender-Specific Medicine）の創設者でもあるマリアン・レガト博士は、早くから性差に配慮した医療を提唱しています。

そのレガト博士も、女性が男性より長生きする理由を、次のように挙げています。

・男性のほうが女性より危険な行動に走りやすい

男性は、不慮の事故による死亡が女性に比べて大幅に多いようです。思考（理性）、判断、注意、意欲（自発性、やる気）、情操といった精神作用や随意運動を支配するのは、脳の司令塔ともいわれる前頭葉の働きによるものです。男性が女性に比べて危険な行動に走りやすい、高齢になるとキレやすくなるのは、怒りの感情をおさえるこの前頭葉の機能低下のはじまりが、男性のほうが早いからともいわれています。

・健康に対する意識が高い

アメリカの調査機関（The Agency for Healthcare Research and Quality）によれば、過去1年間に医師の診察を受けた人の割合は、女性は男性より24％高く、血中コレステロール検査を受けた割合も、女性は男性より22％高いという調査結果があります。

・より強い社会的なネットワークをもっている

社会とのつながりが強い人は、それが弱い人に比べて、死亡する確率が50％低いという結果が、アメリカ・ブリガムヤング大学の研究によって示されています。特に、65歳以上のシニアの男性は女性に比べて社会的なネットワークをもつのが苦手で孤独になり、ストレスや悩みを自分ひとりでため込みやすいと考えられます。

こうしたオーストラリアやアメリカでの研究結果は、日本でもおおむね共通するものといえます。

有訴者率、通院者率の違い

平日の病院の待合室が、高齢者でごった返しているという光景は、今ではけっして珍しいことではなくなりました。

病気やケガなどで自覚症状がある人を「有訴者」、実際に通院している人を「通院者」といいます。有訴者や通院者の人口1000人あたりの割合を示す有訴者率、通院者率はいずれも、年齢が高くなるにしたがって上昇していることが、そうした現実を裏づけています。

年齢別（総数）の有訴者率では、10～19歳は167ですが、60～69歳では353、そして80歳以上では520と、年齢が上がるにつれて男女とも高くなっています。性別では、男性272、女性337と女性のほうが上回っています。

いっぽうの年齢別（総数）の通院者率も、10～19歳は141ですが、80歳以上になると730にまで上昇します。こちらも年齢が上がるにつれて高くなる傾向は男女共通で、性別では男性373、女性407と女性のほうが上回っています。[*5]

有訴者率や通院者率が示すとおり、ほとんどの人は年齢を重ねるにつれて体力が衰え、虚弱の状態になり、やがてはなんらかの病気にかかる危険性が高まり、そしていつかは必ず最期を迎えるという流れを避けて通ることはできません。

自覚症状を訴えてから病気にかかるまでの中間的な虚弱（衰弱、脆弱《ぜいじゃく》）の状態を、医学的には「フレイル（frailty）」といいます。身体的には、①体重の減少、②筋力の低下、③疲労感、④歩行速度の低下、⑤身体活動の低下の5つのうち3つ以上に該当するとフレイルと判定されます。

しかし、フレイルになったからといって、けっして後戻りできない（不可逆性）状態といった印象をもつのは間違いで、しかるべき手立てによって健常な状態に戻れる（可逆性）という意味が含まれています。そうしたシニアを早くに発見して適切な手立てを講じれば、生活機能の維持・向上は図れるものなのです。

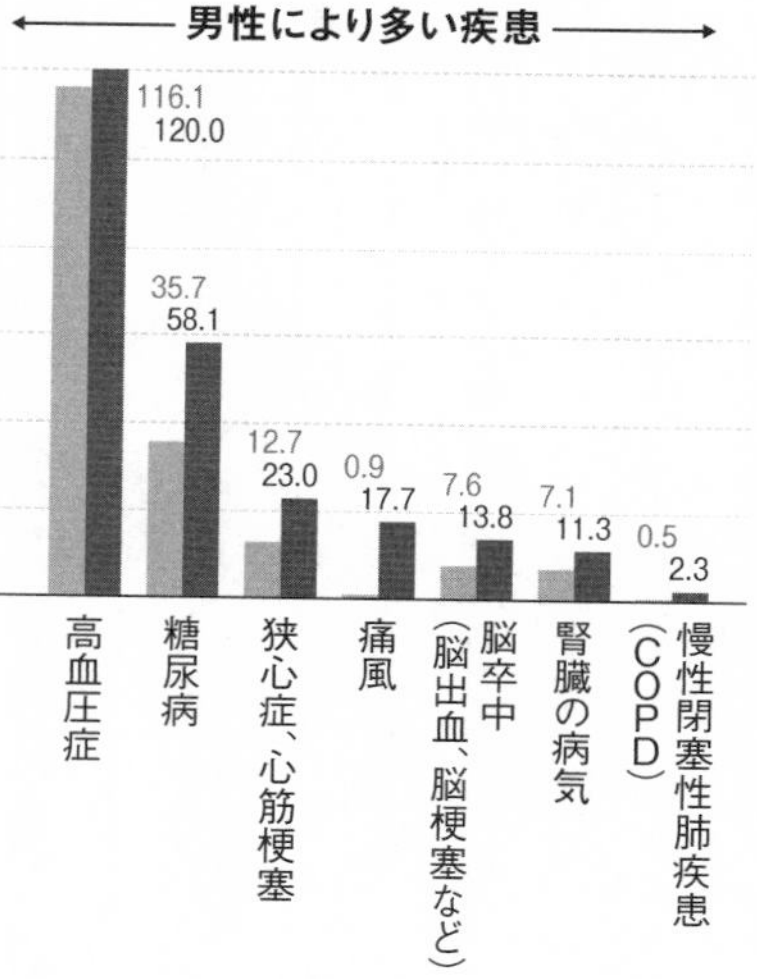

かかりやすい病気の違い

では次に、有訴者はどんな症状を訴えているのか、通院者はどんな病気で病院に通っているのかをみてみましょう。

有訴者では、男性の場合は、腰痛、肩こり、せきやたんが出る、鼻がつ

男女別にみた通院者率の比較

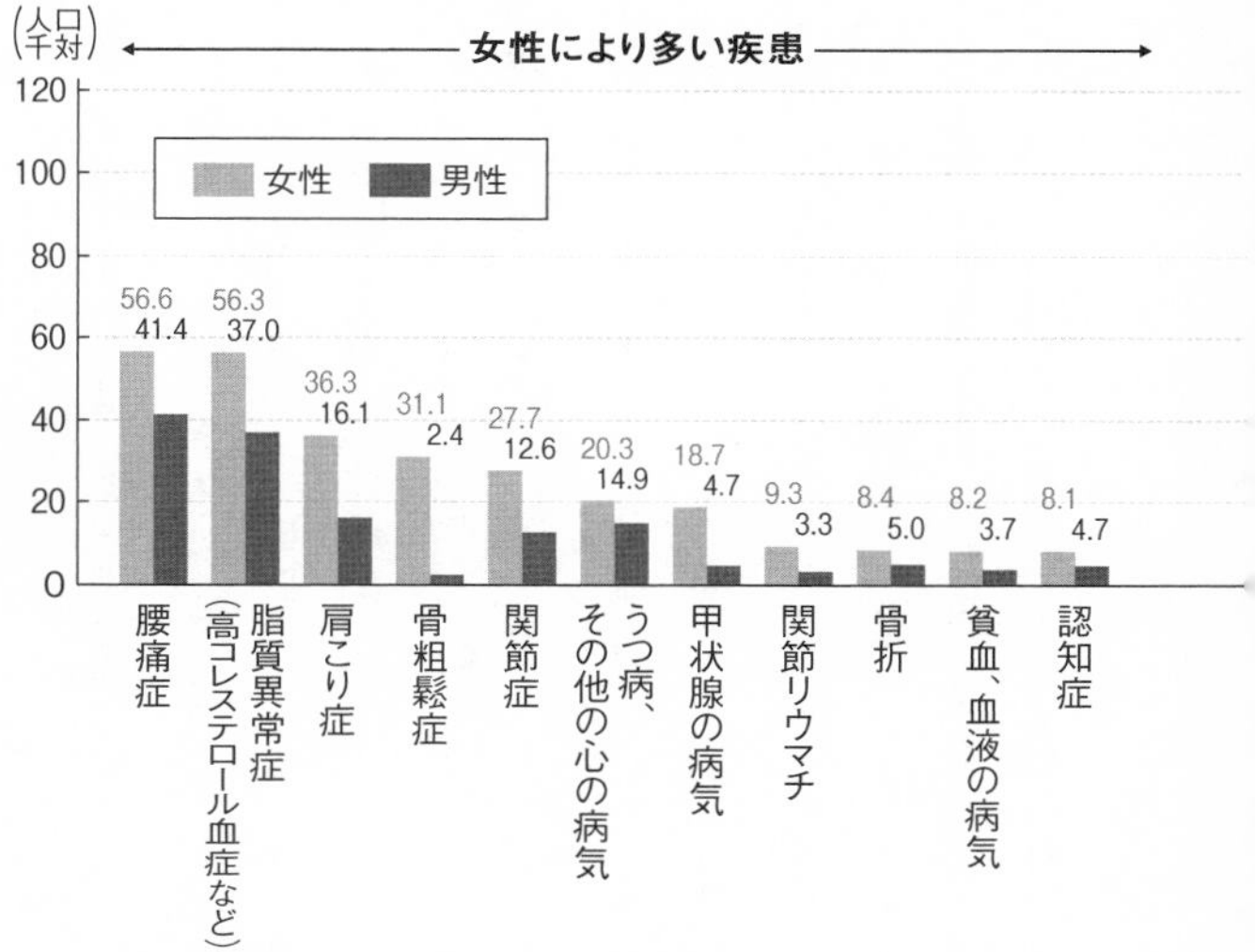

『平成28年国民生活基礎調査の概況』（厚生労働省）をもとに作成

まる・鼻汁が出る、体がだるい、頻尿、手足のしびれなどが上位を占めています。女性の場合は、肩こり、腰痛、手足の関節が痛む、体がだるい、頭痛、鼻がつまる・鼻汁が出る、目のかすみ、せきやたんが出る、足のむくみやだるさ、便秘といった自覚症状が多くみられます。

通院者では、男女ともに高血圧症がもっとも多いのですが、男性の場合は、糖尿病、狭心症、心筋梗塞、痛風と続き、女性の場合は、腰痛症、脂質異常症

（高コレステロール血症など）、肩こり症、骨粗鬆症《こつそしょうしょう》、関節症と続きます。

通院者率の調査からは、傷病の発症頻度や発症年齢、つまり、何歳ぐらいからどんな病気にかかりやすいかに、男女差があることが分かります。

たとえば、高血圧症では、男性の場合は、50歳代になると急激に上昇するのに対して、女性の場合は60歳代と少し遅れます。

骨粗鬆症は、40歳代までは男女差は小さく、男性は緩やかに上昇しますが、女性は60歳代になって急激な上昇がみられます。

脂質異常症（高コレステロール血症など）は50歳代までは女性より男性が上回っていますが、60歳代になると女性の率が急上昇して70歳代でも上昇し、男性を大きく上回る結果となっています。

男女ともに、高血圧症や脂質異常症といったいわゆる生活習慣病が上位にランクされていることから、通院者率が急激に上昇する50歳代以前から、ふだんの生活でどのように病気を予防するのかが大きな課題といえます。

死因の違い

男女別にどのような病気にかかりやすいのか、発症頻度、発症年齢、部位、病態、予後などの違いは、男女の死因の違いからもみてとることができます。

男女別の死因順位を見ると、男女で順位は少し異なりますが、悪性新生物（がん）、心疾患、脳血管疾患、肺炎、老衰が1位から5位を占めています。しかし、6位から10位までには、男性には女性の死因順位にはランクされていない慢性閉塞性肺疾患（ＣＯＰＤ）と自殺、女性には男性にはない血管性などの認知症とアルツハイマー病が含まれています。

心筋梗塞などの心疾患は、男性は30〜40歳代から発症する可能性が高まるのに対して、女性の場合は50歳を過ぎたころからと発症が10年遅くなっています。発症が遅れる理由として、女性ホルモンのエストロゲンや、たんぱく質アディポネクチン（１０２ページ）の影響があります。

エストロゲンには、血圧を下げる作用、悪玉（ＬＤＬ）コレステロールの血中濃度を下げる作用があります。脂肪細胞から分泌されるアディポネクチンには動脈硬化をおさえる作用があり、女性の血液中には、男性の２倍以上の量が分泌されています。

死因別にみた男女の死亡率の順位

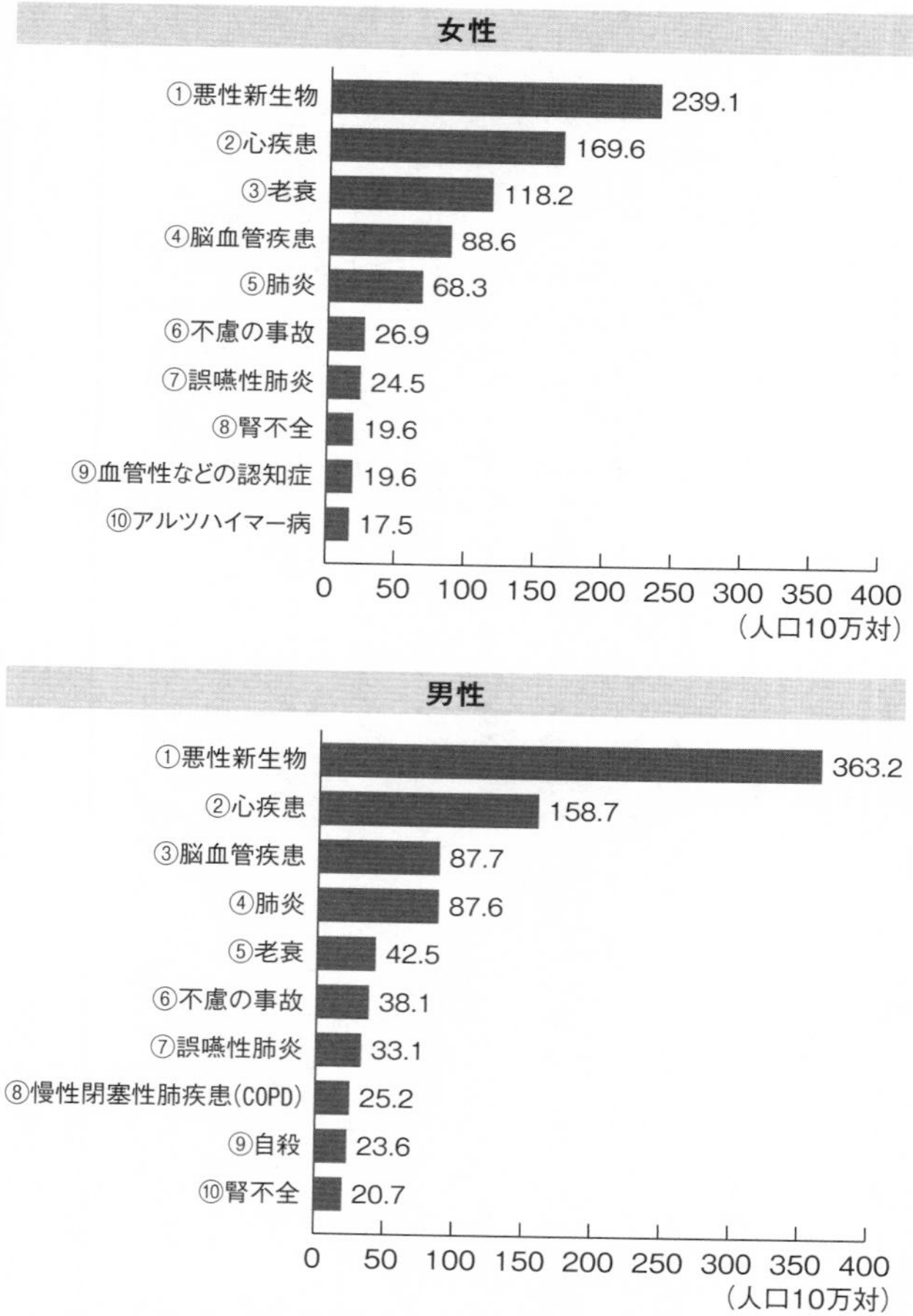

『平成29年人口動態統計（確定数）の概況』（厚生労働省）をもとに作成。「心疾患」は高血圧性心疾患を除く、「血管性などの認知症」は血管性および詳細不明の認知症

エストロゲンとアディポネクチンのこれらの作用は、いずれも心疾患の発症のリスクをおさえることにつながり、その結果、男性よりも女性のほうが遅れて発症すると考えられます。

また、悪性新生物（がん）は男女ともに死因の1位ですが、その死亡数も死亡率も女性より男性が大きく上回っています。こうしたことも、女性の寿命が男性より長い一因になっていると考えられます。

男女の違いを考慮した医療や健康対策が必要

これまでみてきたように、発症年齢や発症頻度、病態の違いなど疾患の男女差がはっきりしているのであれば、そのことをきちんと考慮した医療や健康対策が必要です。

アメリカでは、1977年の食品医薬品局（FDA）の通達によって、女性は長い間、薬の治験を含む臨床研究から除外されてきました。そのために、女性の健康に関する医学的エビデンス（科学根拠）の不足が問題化したために、1990年代のはじめから、アメリカ政府が主導する医療改革の一環として生まれたのが「性差医療」という分野です。

日本では、平成13（2001）年に日本初の「女性外来」が鹿児島大学に設置されて以来、平成30（2018）年には、その数は全国で328施設にまで増えています。[*6]

性差医療は、女性のためだけではありません。男性にしかない、女性より発症率が高い、女性より回復の見込みが悪いなど、男性特有の疾患の研究も進みつつあります。男性の健康リスクを高める生活様式を変え、健康指標を向上させるには男性に特化した健康支援の促進が必要です。そのために男性の健康医学の研究者や医療関係者によって構成された日本Men's Health医学会が創設され、全国で111の「男性外来（メンズヘルス外来）」が加入しています。[*7]

このように、医療分野での男女差の研究や、男女別の疫学調査（病気の原因を人の集団で調べてデータを収集すること）は、科学的根拠に基づいた医療（Evidence-based Medicine）や、その進歩のためには欠かせないものとなっています。[*8]

ここまで、医療分野での男女の差をみてきましたが、次章では、男女の体力や運動能力の差についてふれることにします。

第2章　体力・運動能力の男女差はなぜ生まれるか

体力とは

前著『体力の正体は筋肉』（集英社新書）でもふれましたが、体力の衰えは、遅かれ早かれ男女を問わずだれにでも必ず訪れ、加齢とともに加速していきます。

では、その体力とはなにかをおさらいしておきましょう。

「体力（physical fitness）」とは、「身体活動を遂行する能力に関連する多面的な要素（潜在力）の集合体」であり、客観的・定量的に把握できる狭義の要素として、

① 全身持久力（全身持久性体力）
② 筋力
③ バランス能力（平衡性体力）
④ 柔軟性（柔軟性体力）
⑤ その他（敏しょう性体力など）

の5つで構成されると定義されています。[*9]

さらに細かくいえば、この5つの要素で構成される体力が「行動体力（fitness for performance）」で、ひと言でいえば、体を動かす力のことです。

体力にはもう1つ、「防衛体力（fitness for protection）」があり、体の機能を正常に保つための病気やストレスへの抵抗力、環境への適応力といった意味がありますが、客観的・定量的に測定するのがむずかしいため、体力といえば行動体力を指すのが一般的です。

体力を支えるのは筋力と全身持久力

体力の5つの要素でもっとも注目したいのが、「筋力」と「全身持久力」です。

筋力は、体を動かす筋肉（骨格筋）が発揮できる力のことです。その強さは、骨格筋をつくる筋細胞「筋線維（muscle fiber）」の束の面積、つまり筋肉の太さに比例します。

全身持久力は、全身を使った運動をどれだけ長く続けられるかの能力、粘り強さのことで、「全身持久性体力」「スタミナ」といった言い方もされます。また、長時間運動を続けるには心臓や肺の機能も大きく関与していることから、「心肺体力（心肺持久力、有酸素性能力)」ともいわれます。

筋力と全身持久力に注目する理由は3つあります。

理由その1は、自分にマッチしたトレーニングをすれば、筋力と全身持久力は必ず高まり、その結果、生活習慣病を発症するリスクが低下して予防にもつながる点です。

理由その2は、体力テストによって、現在の自分の筋力や全身持久力がどの程度なのかが客観的・定量的に分かる点です。

理由その3は、筋力や全身持久力を高めれば、体力のほかの要素である柔軟性や敏しょう性(スピード力)を高めることができるという点です。

運動やトレーニング、食事によって筋力や全身持久力を高め、衰えてしまった体力を回復させれば、自立寿命(健康寿命)をのばせる可能性があります。

体力・運動能力の男女差はなぜ生まれるか

こうした体力や運動能力にも、明らかに男女差があります。

運動能力とは、体力をベースに、走・跳・投といった運動やスポーツに必要な基本的スキルを加えた能力のことです。

その差を正しく理解すれば、男女それぞれに見合った方法で、それぞれの能力を確実に、そして安全に増やすことができます。

年齢差を無視して、シニアと若い世代に同じやり方を強いるのは逆効果ですし、とても危険です。それと同じように、体力や運動能力の男女差もきちんと考慮すべきものなのです。

では、なにが体力や運動能力の男女差を生むのでしょうか。それには次のような要因が考えられます。

・体格の違い

体格は、体形・体つき・体位などともいい、「体全体の骨組み（骨格）・肉づき（筋肉）・太りぐあい（脂肪）といったさまざまな外観的（視覚的）・数量的な特性の総和」ともいえます。身長、体重、胸囲、座高、皮下脂肪厚、体各部の長径・幅径・周囲径などの計測値であらわすことができます。

生まれつきの遺伝的要因と、生まれた後の環境的要因（栄養、運動、疾病、経済状態など）や発育による変化によって決まります。

ここで、体格といえばこれ、といわれる身長と体重の男女差をみてみましょう。成長していく過程での変化を曲線であらわした発育曲線（成長曲線）では、身長も体重も12歳ごろまで男女差はほとんどありませんが、それ以降はいずれも、男子が女子を上回るようになります。[*10]

発育速度（年間発育増加量）では、身長の最大発育年齢は女子9・5歳に対して男子11・5歳で、女子のほうが2年早くなっています。いっぽう、体重の最大発育年齢は、男子は約12歳、女子は11歳で、こちらも女子のほうが1年早くなっています。

身長の最大発育年齢は、1950年に比べて男女とも年々早期化し2歳ほど若くなっていて、生活環境全体の変化が強く影響していると考えられます。

●身体組成の違い

体格と並んで、体力の男女差を生むもう1つの大きな要因が「身体組成」です。

身体組成は、文字どおり体を組織する成分のことで、個体・組織・細胞・分子・原子の5つのレベルに分類されます。そのなかで組織レベルを構成しているのが、骨格筋、脂肪組織、血液、骨、皮膚、内臓諸器官などです。

たとえば、体重が70kgの成人男性の場合、もっとも重量があるのが骨格筋で28kg、体重に対する割合は40%です。続いて、脂肪組織が15kgで21・4%、血液が5・5kgで7・9%、骨が5kgで7・1%、皮膚が2・6kgで3・7%、残りの脳、肝臓などの消化器と心臓・肺などの呼吸・循環器が5・4kgで7・7%となっています。

筋量の男女差

筋肉には、体を動かす「骨格筋」、心臓の壁をつくる「心筋」、血管や内臓諸器官の壁をつくる「内臓筋」の3種類があります。

このうち、骨格筋のなかにある「筋線維」という筋細胞の束が脳からの命令によって収縮するおかげで関節が動き、手や脚を動かすことができるのです。

全身に400種類以上あるといわれる骨格筋の量を示したものが「筋量」です。全体重に占める割合は、成人男性は40〜45％、成人女性は30〜35％にもなります。

成長とともに筋線維が太く長くなり、その数が増えることによって全身の筋量は増加しますが、12〜13歳を過ぎたころから男女の差があらわれてきます。その後は、すべての年齢を通して、女性の筋量が男性の筋量を上回ることはありません。

男女ともに増え続けた筋量は、45歳あたりから減少がはじまり、60〜70歳から減少のペースが加速してしまいます。女性に比べて男性の全身筋量のピーク値が高いため、減少する割合は、男性のほうが高くなっています。

上半身と下半身の筋量をみても、男女とも上半身に比べて下半身の筋量が著しく減少するのは、昔から、「老化は脚から」とよくいわれていたとおりです。直立した姿勢を支える体幹筋も、加齢とともに筋量が減少することが明らかになっています。

筋力の男女差

筋量が骨格筋の量であるならば、「筋力」は、骨格筋が発揮する力の総称を示したものです。筋量が多ければ、筋力も高くなります。

全身筋量の加齢変化

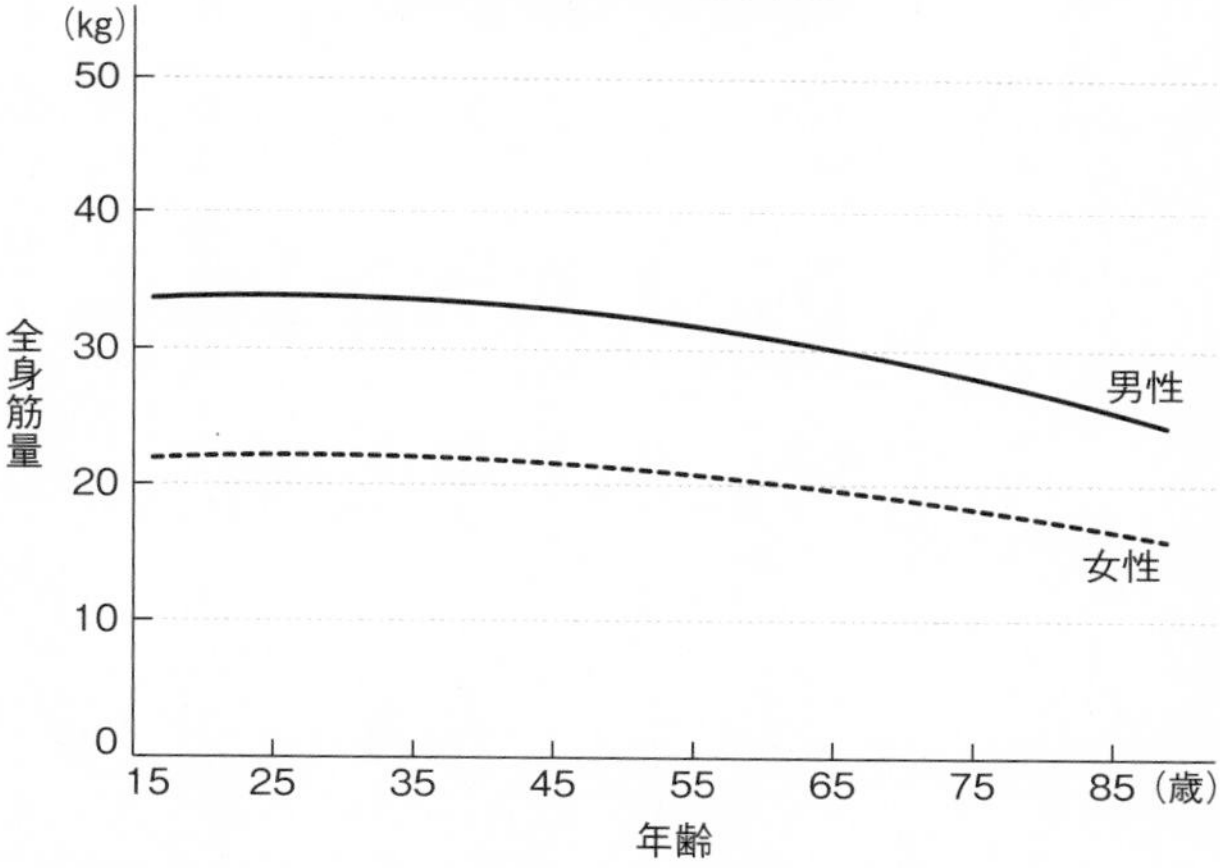

『からだの発達と加齢の科学』(大修館書店)をもとに作成

筋力を決定づけるのは筋の断面積の大きさ、つまり筋線維の太さと数です。それ以外にも、筋力は、筋線維の配列、筋線維のタイプなどから多くの影響を受けます。

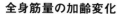

筋の断面積は、超音波法、MRI(磁気共鳴画像法)、CT(コンピュータ断層撮影法)などで計測できます。

子どもの筋の断面積は年齢とともに増加しますが、1年間で増える量がピークに達するのは男子は12~13歳で、18歳まで増加の傾向がみられます。いっぽう女子は、14歳以降は増加傾向が緩やかになるため、14歳を境にして筋力の男女差が徐々に大きくなっていきます。

ちょうどこの時期は、「第二次性徴」と重なります。性ホルモン環境の違いが、男女の体格や身体組成の差を生み、それが筋力の男女差につながっていくものと考えられます（詳しくは87ページでふれます）。

筋力のうち、もっとも信頼性の高いデータが得られるのが握力で、「筋力の代表値」ともいえます。次いで、背筋力（背筋をのばすときの力）です。

握力は、10歳ぐらいまでは男女の差はそれほどみられませんが、12歳を過ぎたあたりからその差は次第に大きくなっていきます。特に男性は15歳ごろから急速に増加し、以後すべての年齢で男性の値が女性を上回っています。ピーク年齢は、男性が20歳代、女性が30歳代となっています。

ピーク後は、どんなに健康な人でも、運動習慣がなければなおさら、握力は加齢とともにあれよあれよという間に低下してしまいます。50歳になるとピーク値の90%、60歳で80%、70歳で70%となり、50歳を過ぎてから10年ごとに10%程度低下していることが分かっています。

握力と背筋力の加齢変化

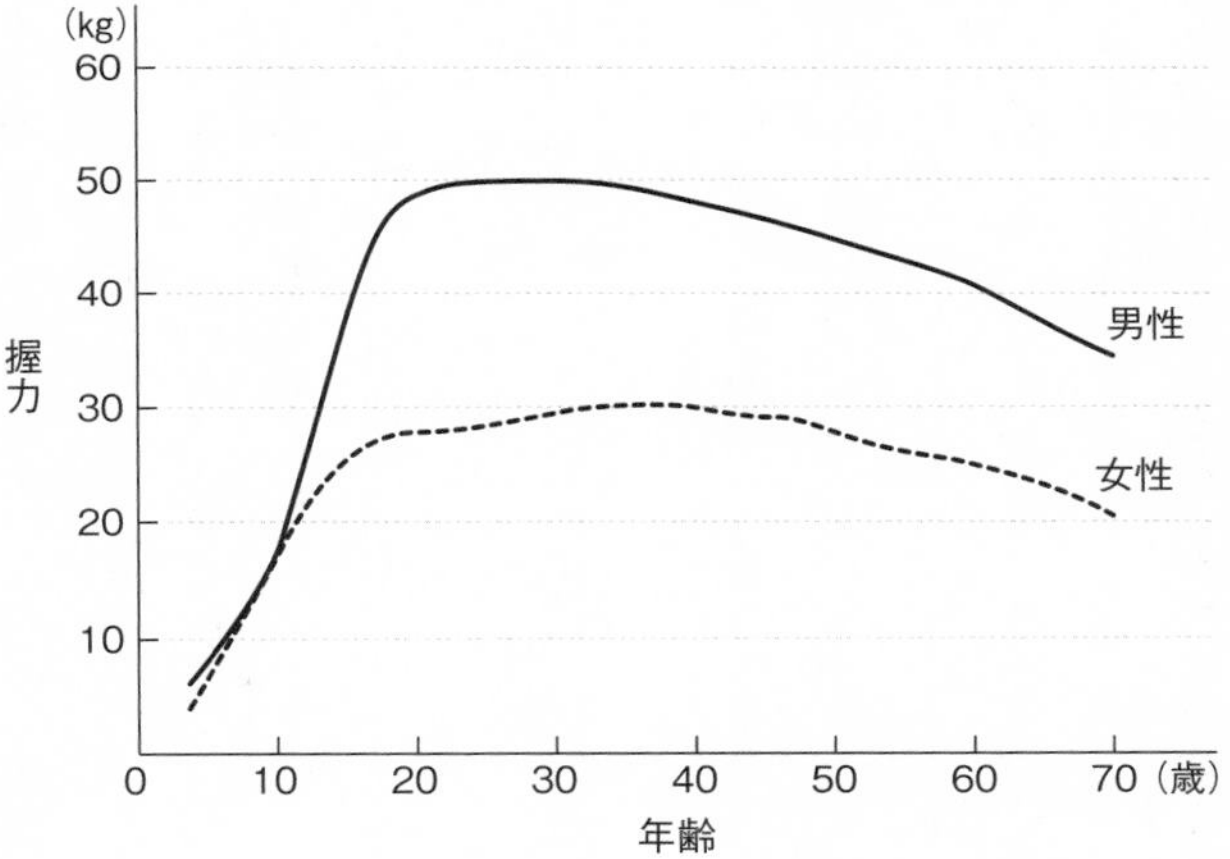

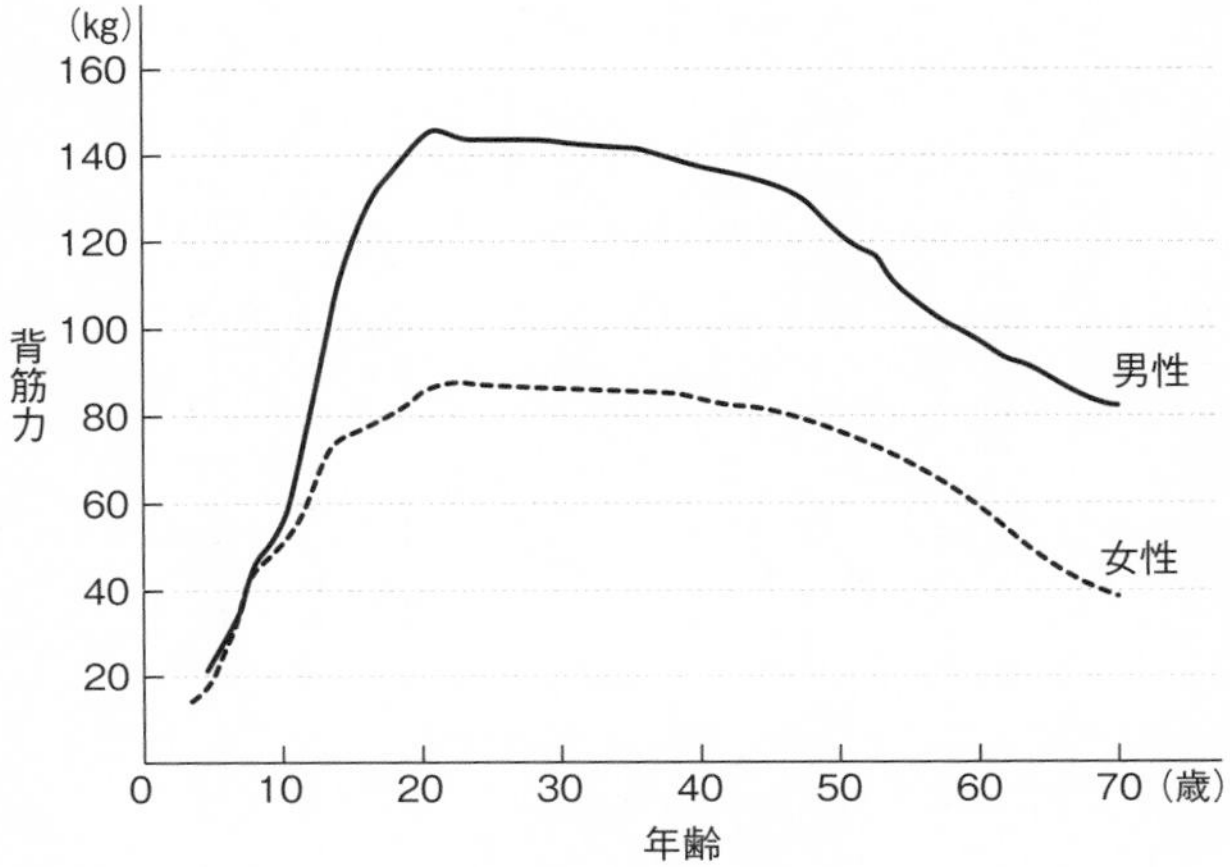

『からだの発達と加齢の科学』（大修館書店）をもとに作成

また、背筋力も握力とまったく同じ傾向を示しています。男女差は12歳ごろから徐々に大きくなり、背筋力のピーク年齢は男女ともに20歳代といわれています。

ピーク後は、背筋力は40歳ごろまではなんとか維持されますが、運動習慣がなければ、さらに加齢とともに低下してしまいます。50歳になるとピーク値の85％、60歳で65％程度に。70歳になると、男性は55％、女性は45％程度と、ピーク値の半分にまで低下してしまいます。

14歳を過ぎると、すべての年代で、握力、背筋力どちらの値も、女性が男性を上回ることはありません。

握力、背筋力、脚筋力、屈腕力を絶対値で比較した場合、女性の筋力は同年代の男性の約65％（50～70％前後）といわれています。分子、細胞、組織といった筋肉の生理学的な質について男女に大差はありませんが、筋力にこれだけの差があらわれるのは、絶対的な筋量の差が大きいことによります。女性よりも男性のほうが、パワーがあるといわれる理由はここにあります。

脚筋力を例としてみると、女性と男性では体格に違いがあるので絶対値では大きな差がありますが、体重あたりではその差は縮まり、筋肉などの除脂肪量あたりでは男女差はほとんどみられなくなります。

筋力の低下は上半身より下半身が著しい

脚筋力（脚伸展力）の男女比

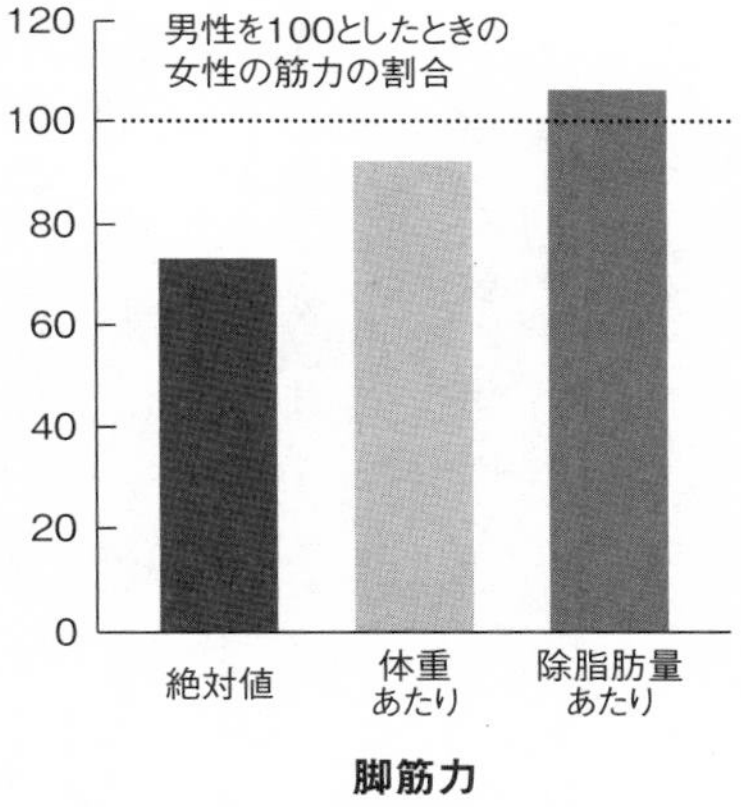

『栄養・スポーツ系の運動生理学』（南江堂）をもとに作成

ここまで、握力と背筋力を例に、筋力は50～60歳から著しく低下することをみてきました。それでも、握力は日常生活でよく使われる部位の筋力ですので、加齢による低下の傾向は比較的緩やかです。

問題は、下半身と体幹の筋肉です。

下半身には、大腿四頭筋《だいたいしとうきん》、ハムストリングス、下腿三頭筋《かたいさんとうきん》といった「抗重力筋」があります。重要な臓器が納まっている体幹と呼ばれる胴体部分には、脊柱起立筋、大殿筋《だいでんきん》、腸腰筋《ちょうようきん》などの「体幹筋」があります。

抗重力筋も体幹筋も、体にかかる重力に対抗して直立した姿勢を保ち、歩く動作にも深く関わっていますから、下半身や体幹の筋力の低下は、転倒、骨折、寝たきりなど、より深刻な事態を招きかねません。

筋力が低下する要因はなにか

ではなぜ、加齢にともなって筋力が低下するのかといえば、筋量が減少するからです。筋量の減少は、筋線維の数が減少したり、筋線維の断面積が小さくなる、つまり細くなることで生じます。

筋線維が細くなる度合いが大きいのは、太ももの前にある大腿四頭筋です。同じ下半身でも、筋肉によって差があるのは、おそらく筋線維の組成の違いや、ふだんの生活での筋肉の使用頻度の違いが影響しているのではないかと考えられます。

もう1つ、筋量の減少の要因となるのが、身体不活動です。

身体不活動とは、動かない、活発ではない生活状態が続くことで、心身の機能が低下し、生活不活発病を招き、やがては本当に「動けなくなってしまう」ことを指します。

3週間、ベッドからまったく降りないで暮らす「ベッドレスト」という実験の結果、動かないことで筋量が著しく減少するのは、やはり下半身の筋肉でした。特に、ふくらはぎにあたる下腿三頭筋の減少率が大きく、抗重力筋が日々の暮らしでどれほど機能しているか、身体不活動の影響がどれほど大きいかをあらためて示しています。

この実験による筋力の低下の度合いに、男女差はみられませんでした。

トレーニングによって筋力は必ず高まる

ベッドレストの実験中に、短い時間であっても筋トレを行えば、筋力の低下は防げることが報告されています。

筋力を向上させるには、マシンなどの装置を使って強い負荷をかける高強度のトレーニングが効果的と考えるのが一般的です。しかし、シニアを対象にした場合は、低〜中強度のトレーニングでも、長期間休まずに行えば筋力の向上につながることが数多く報告されています。トレーニングの方法は、第5章で詳述します。

運動習慣別・脚筋と体幹筋の筋断面積の比較

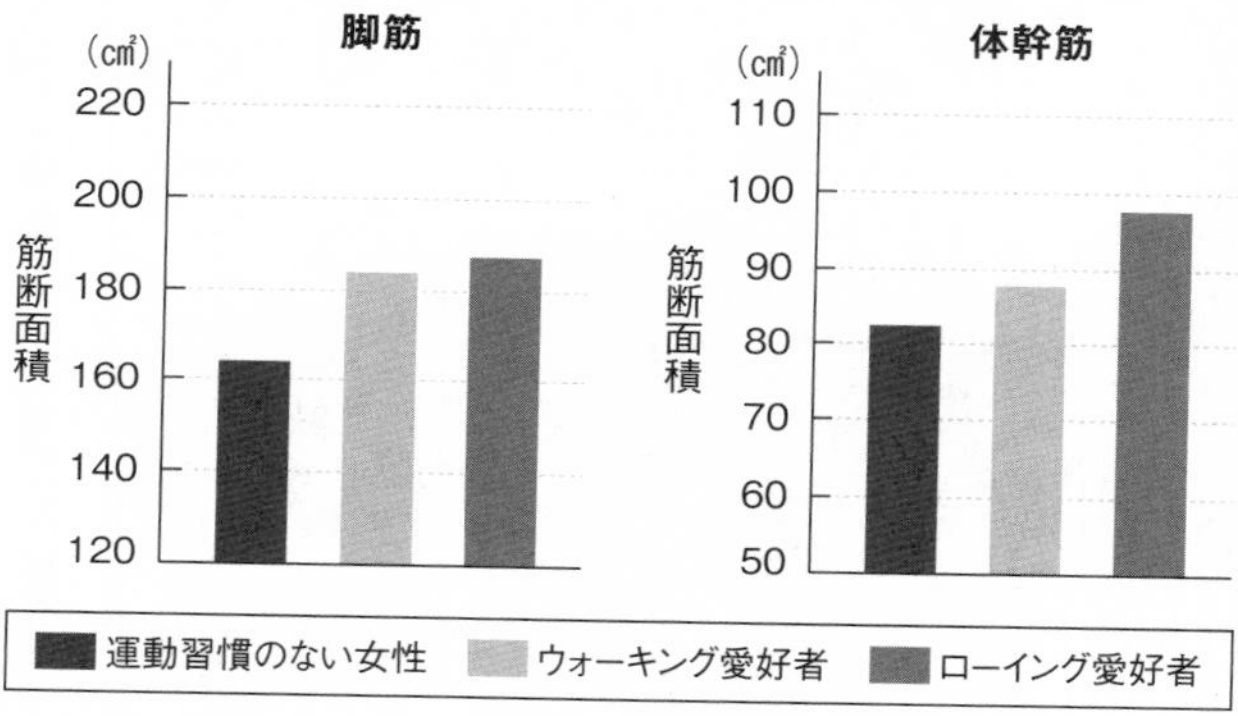

『からだの発達と加齢の科学』(大修館書店)をもとに作成

加齢にともなって男女ともに骨格筋の筋量は減少し、筋力は低下しますが、日常生活で運動習慣のある人は、こうした筋肉の衰えをおさえることができます。

シニアの女性で、運動習慣のない人、ウォーキングの愛好者、ローイング(ボート漕ぎ、126ページ)の愛好者を対象に、脚筋と体幹筋の筋断面積(太さ)を比較した調査があります。

その結果、運動習慣のない女性よりもウォーキングやローイングを日常的に行っている女性のほうが脚の筋量は多いことが判明しました。さらにローイング愛好者の体幹筋のうち、特に大腰筋の筋断面積が著しく大きくなっていました。
こうした効果をもたらしたのは、ローイングが全身を使った運動だからです。

全身持久力の男女差

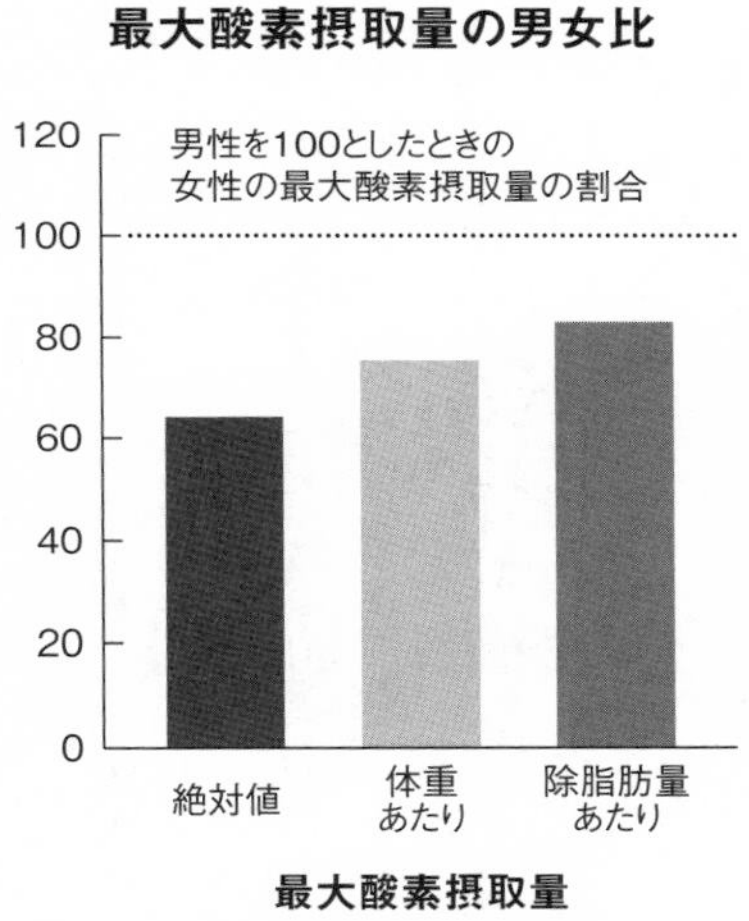

『栄養・スポーツ系の運動生理学』（南江堂）をもとに作成

全身持久力は、女性に比べて男性のほうが高い値を示しています。全身持久力の指標となるのが最大酸素摂取量で、その絶対値をみると、男性を100としたときの女性の割合は60〜70％前後です。

しかし、体重あたりにするとその差は縮まり、除脂肪量あたりにすると男女差はさらに小さくなります。

男女差は、酸素を運搬する血中へモグロビン濃度が、女性のほうが低いこと、最大換気量（呼吸によって肺を出入りする空気の最大量）も最大心拍出量（最大運動において1分間に心臓から拍出される血液の量）も女性のほうが少ないこと（男性の約70％）などの要因が考えられます。

最大酸素摂取量とは、運動中に筋肉の細胞内にあるミトコンドリア（細胞が使うエネルギーのほとんどをつくり出す、持久力に関する小器官）で使われる酸素の最大量を示すもので、有酸素性能力、有酸素性パワーとも呼ばれています。

柔軟性の男女差

柔軟性のある体とは、取りも直さず「体が柔らかい」、ピンポイントでいえば「関節が柔らかい」ということです。

関節の動く範囲、つまり可動域が広がれば、あるいは一定の角度で関節を動かしたときの抵抗が小さければ、体はしなやかに動きます。

男性より女性のほうが体は柔らかいというイメージがありますが、それは長座体前屈の測定結果にもあらわれています。長座体前屈は、両脚を前に出して座り、ひざを曲げないで上半身を前に屈《かが》めて、両手の指先がつま先からどのくらい出るかを測るものです。

4〜6歳の幼児期から長座体前屈の値は急速に大きくなり、女子は17歳ごろ、男子は16歳ごろにピークに達します。その後は、加齢とともに緩やかに低下していきますが、14〜21歳ごろを除いたすべての年代で、女子が男子を上回っています。

なぜかといえば、筋肉の細胞成分同士を結びつけている結合組織が、女性のほうが柔らかいからで、これには女性ホルモンのエストロゲンが関係している可能性が指摘されています。

柔軟性が低いと、転倒やケガ、動脈硬化のリスクが高まるという報告があります。効果的なストレッチで、ぜひ柔軟性を高めましょう。

脂肪・脂肪組織とは

体力の男女差を生む大きな要因となっている身体組成ですが、骨格筋に続いて、脂肪・脂肪組織に話を移しましょう。

そもそも、脂肪・脂肪組織とはなんなのでしょうか。

よく「中性脂肪」という言葉を耳にしますが、動物の場合は、体を動かすエネルギー源として体内に蓄えられた脂肪を指します。植物の場合は、種子に多く蓄えられ、油脂ともいいます。

この中性脂肪は体のどこに蓄えられるかによって、「皮下脂肪」「内臓脂肪」「異所性《いしょせい》脂肪（エイリアン脂肪）」という異なる言い方をします。

皮下脂肪は、皮膚の下にある皮下組織につく中性脂肪で、体温を維持したり、エネルギーを貯蔵したり、外からの衝撃に対するクッションの役割をします。

内臓脂肪は、おもに腸間膜《ちょうかんまく》に蓄積される中性脂肪で、おなかがボッコリ張り出した太鼓腹の原因がこれです。腸間膜は、腹腔《ふくこう》と呼ばれる腹部の空間内にあって小腸や大腸を包むようにつないで固定し、内臓を吊《つ》り下げる働きをする薄い膜です。

異所性脂肪は、皮下脂肪や内臓脂肪の脂肪組織以外の心臓、肝臓、すい臓などの臓器自体やその周囲、あるいは骨格筋に蓄積されたものです。

皮下脂肪、内臓脂肪、異所性脂肪の3つをまとめて「体脂肪」といいます。

内臓脂肪が悪さをする

内臓脂肪が過剰にたまると腸間膜は厚みを増し、肝臓、すい臓や太い血管の周囲が脂肪で埋まっていきます。そうなると、おなかボッコリの見た目の悪さどころではありません。動脈硬化を促進し、高血圧症、虚血性心疾患、高血糖（2型糖尿病）、がんや認知症など、重大な病気を発症するリスクを高めてしまうなどの悪さをするのです。

内臓脂肪がたまることによって、脂肪組織でつくられる「アディポサイトカイン（adipocytokine）」と呼ばれる物質が分泌調節不全をきたし、血液中の悪玉物質が増加し、血液中の善玉物質の濃度を低下させて、生活習慣病のリスクを高めてしまいます。

「メタボリックシンドローム（内臓脂肪症候群）」の診断基準の1つに内臓脂肪の蓄積が加えられているのは、こうした理由によります（100ページ）。

脂肪の量の男女差

現在の身体組成の研究では、体重を「体脂肪量」と「除脂肪量」の2つの要素に分ける方法が使われています。

体脂肪量は、皮下脂肪、内臓脂肪、異所性脂肪といった体脂肪だけの量のことをいい、除脂肪量は、体重から体脂肪量を除いた量を指します。つまり、体脂肪量と除脂肪量を合計したものが体重です。

53ページの図を見ると、男女ともに20歳過ぎまで、体脂肪量、除脂肪量はいずれも増加し、特に除脂肪量の大きな変化によって体重も急激に増加していることが分かります。しかし、男性はその後50歳過ぎまで、体重にそれほど大きな変化はみられませんが、除脂肪量が徐々に減少しているいっぽうで、体脂肪量は増え続けています。

女性は、40歳過ぎまでは体重が微増しています。しかし、閉経期を迎える50歳を過ぎると、除脂肪量の減少によって体重は微減しているいっぽうで、男性と同じように体脂肪量はずっと増え続けたままです。

このように、男女ともに体脂肪量が増え続けていることが、実は問題なのです。なぜなら、体重が同じでも、体脂肪量が多ければ生活習慣病の発症のリスクが大きくなるからで、特に内臓脂肪が蓄積しやすい男性は要注意です。

はたして、自分の体脂肪量はどうなっているのかは、体脂肪率で知ることができます。

体重、除脂肪量、体脂肪量の加齢変化

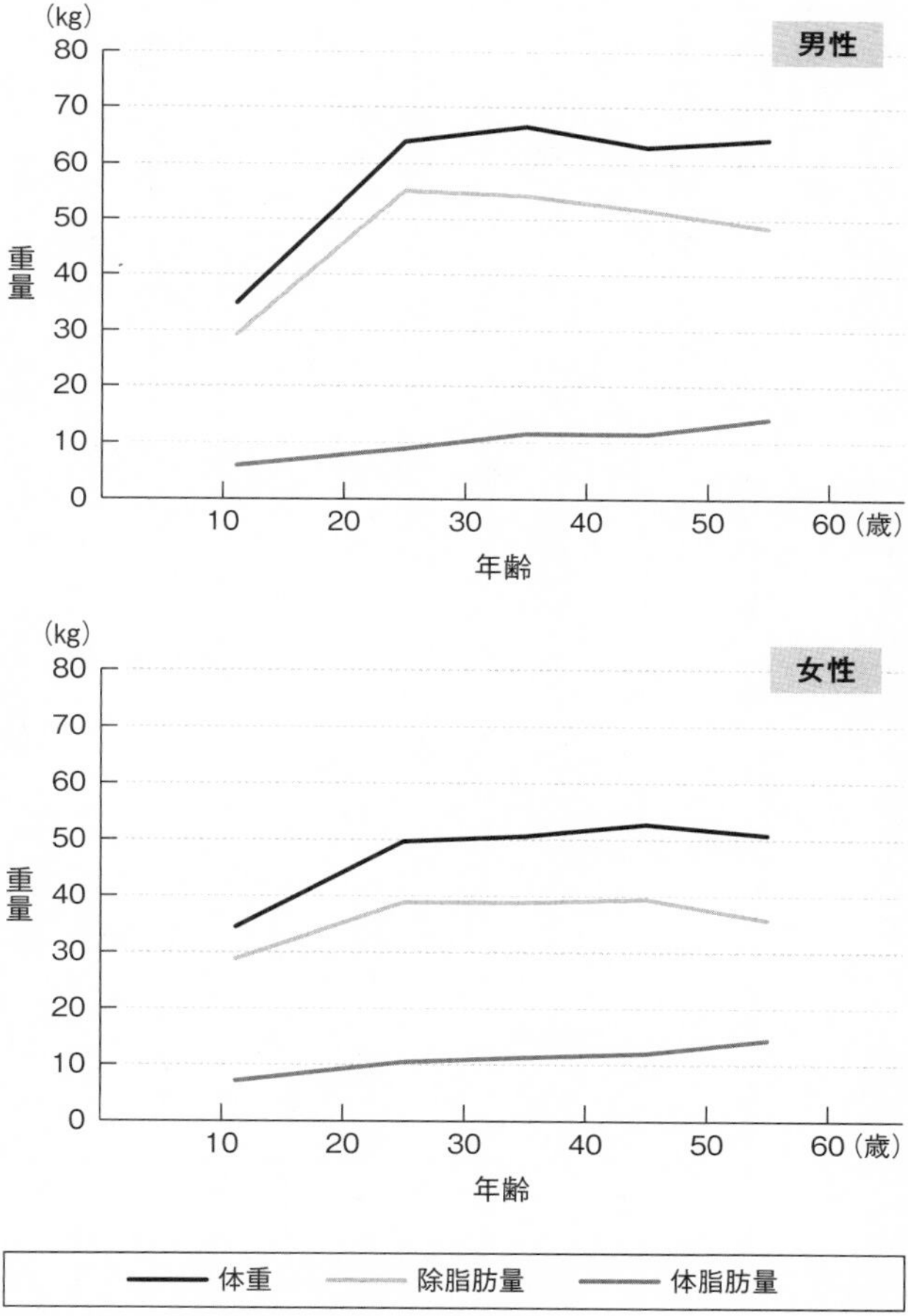

『からだの発達と加齢の科学』(大修館書店)をもとに作成

体重に占める体脂肪量の比率をパーセントであらわしたものです。

標準とされる体脂肪率は、男性15〜20％、女性20〜25％で、男性は25％以上、女性は30％以上が肥満です。

腹筋が6つに割れ、前腕や上腕《じょうわん》二《に》頭筋《とうきん》（力こぶ）の血管が浮いて見える、あこがれの筋肉質の体形になるには、この体脂肪率を10％以下にまで落とさなければなりません。

今では、市販の体組成計を使えば、体脂肪率だけでなく、ＢＭＩ（Body Mass Index：体格指数）、内臓脂肪レベル、筋肉量、基礎代謝量などなど、自分の体のことを簡単に知ることができます。体脂肪率の標準値をキープするようにして、生活習慣病の予防をはじめとして健康管理に役立ててみてはいかがでしょう。

特に重要なのは骨量と骨密度

ヒトの体には２００あまりの骨が連結してあり、体を支えたり運動したりするときになくてはならない器官です。

骨の大きさや形にも、男女差がみられます。

年齢による骨量の変化

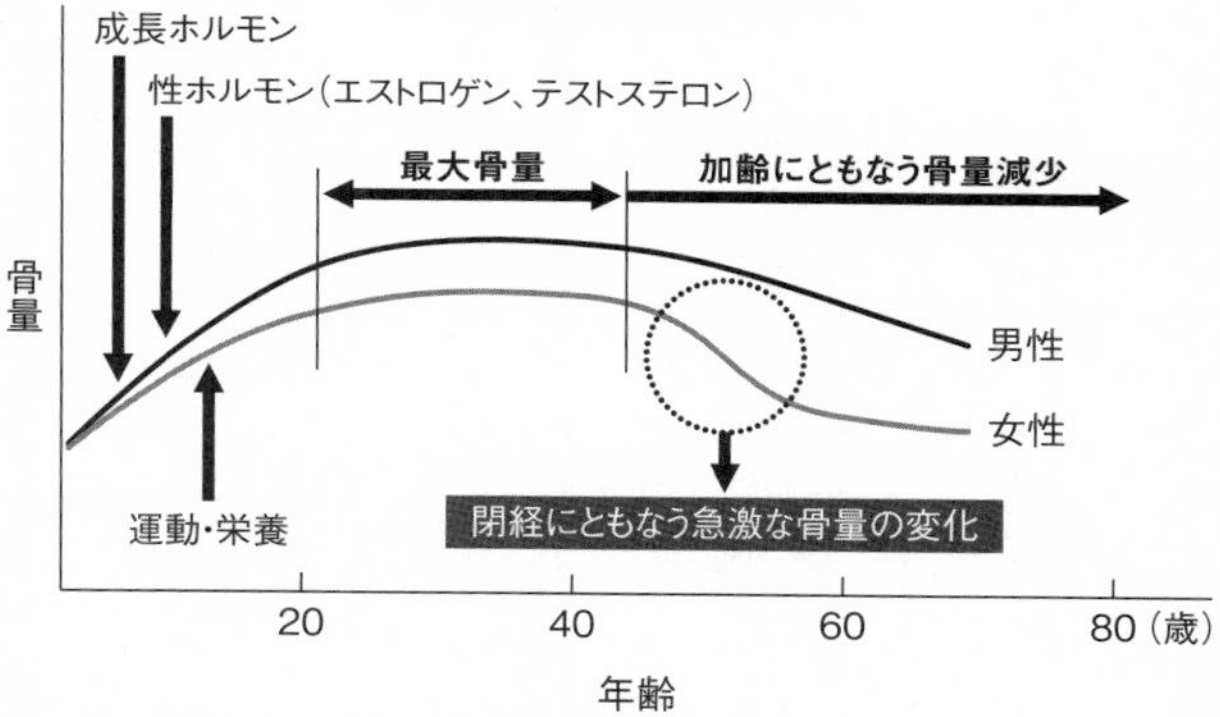

『からだの発達と加齢の科学』（大修館書店）をもとに作成

頭蓋骨は女性より男性のほうが大きい傾向があり、体肢骨《たいしこつ》（上肢・下肢の骨）も男性のほうが大きく長くなっています。

いっぽう、左右の寛骨《かんこつ》とその間の仙骨《せんこつ》、尾骨からなる骨盤は女性のほうが大きく、男女差がもっとも著しい骨格です。

骨で特に重要なのは、骨量と骨密度です。

骨量も骨密度も発育とともに増加し、男女ともに20歳代から40歳代にかけて最大骨量に達し、その後徐々に減少していきます。

骨量が減少し、骨密度が低下すると、骨粗鬆症を引き起こしやすくなります。

骨粗鬆症は、骨の代謝バランスが崩れて骨がもろくなり、骨折のリスクが増大しやすくなる骨格の疾患で、単なる骨の老化現象ではありません。

WHOでも、「骨粗鬆症は、低骨量と骨組織の微細構造の異常を特徴とし、骨の脆弱性が増大し、骨折の危険性が増大する疾患である」と定義し、骨折は骨粗鬆症の結果として生じる合併症の1つであるとしています。[*11]

骨は常に生まれかわっている

驚かれるかもしれませんが、私たちの体を支えている骨は、一生を通じて日々新しく生まれかわっているのです。

骨芽《こつが》細胞によって新しい骨をつくる「骨形成」と、破骨《はこつ》細胞によって骨を溶かす「骨吸収」がくり返される新陳代謝が絶えず行われています。これが、「骨リモデリング（骨再構築）」といわれるもので、すべての骨が生まれかわるのに約10年かかるといわれています。

いつもは骨吸収と骨形成のバランスは保たれ、機能的に連係（カップリング）しています。

しかし、加齢や、女性の場合は閉経、栄養、遺伝的・環境的要因などによってバランスが崩れ、骨吸収が骨形成を上回るカップリング障害の状態が続くと、骨量は減少し、骨密度は低下してしまいます。さらには、骨の素材（材質特性）と、その素材をもとにつくられる構造特性（微細構造）によって決まる骨質にも悪影響が出ます。

原因としては、骨を形成するカルシウムやマグネシウムの不足、カルシウムの吸収に必要なビタミンDやビタミンKの不足、骨基質を合成する細胞機能や骨基質の周囲の環境の劣化、骨形成でのカルシウムの利用効率が悪くなる運動不足などが考えられます。

骨強度は、骨密度と骨質によって決まるために、そのどちらが低下しても骨の強度は低下し、大腿骨頸部《けいぶ》や腰椎が骨折しやすくなります。骨折すると、入院などによって長期間の床上安静を強いられ、そのまま寝たきりにつながる可能性も出てきます。

骨粗鬆症は、男性に比べて女性に多くみられる疾患です。日本の骨粗鬆症の患者数は推計で約1280万人、男女比は約1対3、男性300万人、女性980万人と圧倒的に女性の割合が多くなっています。

その理由として考えられるのが、すでにくり返しふれてきた女性ホルモン・エストロゲンの存在です。エストロゲンには、骨形成を担う骨芽細胞を活発にする役割がありますが、閉経期になるとその分泌は激減して骨密度が急激に低下するためです（エストロゲンの働きは88ページでもふれます）。

骨粗鬆症を予防するには、閉経期に骨量の減少をおさえることが重要です。エストロゲンの減少を補うには、エストロゲンに似た働きをする大豆イソフラボンの効果が注目されています（詳しくは172ページ）。

また、運動も効果的です。骨リモデリングは「荷重」によって刺激されますから、運動、特にレジスタンス運動によって力学的な刺激を多くすれば骨量は増加し、荷重をかけた部位の骨密度も増加します。

第3章　遺伝や環境は男女の体にどのような影響を与えるか

遺伝とはなにか

遺伝とは、生物の形や色などの特徴（形質）が親からその子孫に、細胞から次の世代の細胞に受け継がれる生物学的な過程のことです。

私たちの日常でも、親と子はよく似ているという会話はしばしば交わされます。あるトップアスリートの両親がともに、過去に運動経験があったと知ると、「さすが親の才能を継いでいる」「親のＤＮＡが入っている」と評判になりますが、逆に、父親も母親も特に運動経験はないのに、子がハイレベルのアスリートになるケースもあります。

なぜ、こうしたことが起きるのでしょうか。

本章では、まず遺伝とはなにかを説明したうえで、遺伝や生まれた後の環境が私たちの体にどのような影響をもたらしているのかを考えていくことにします。

遺伝に関わるのが、体細胞内の「核」にある「常染色体（体細胞染色体）」と「性染色体」です。

染色体、遺伝子、DNAの関係

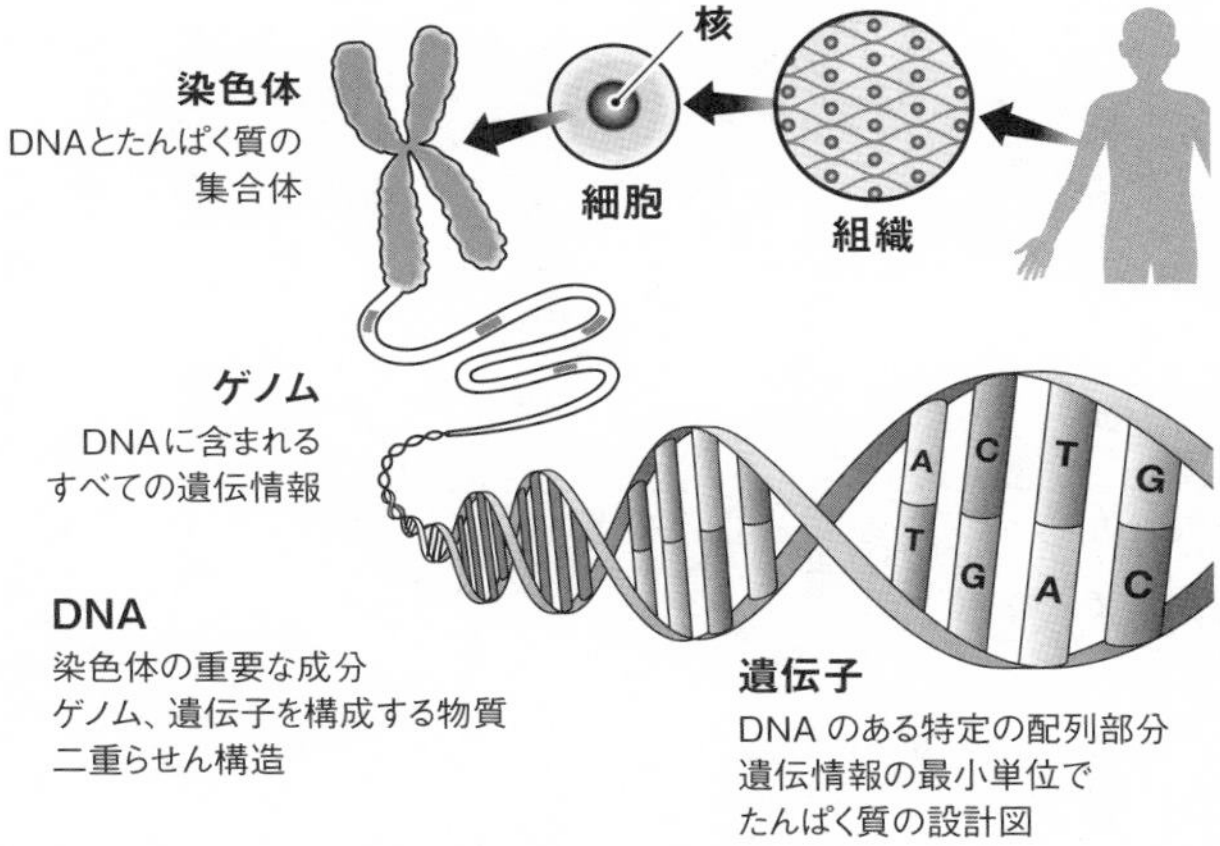

朝日新聞「はてなスコープ」（2019.7.27）などを参考に作成

たとえば、ヒトの場合、22種類2組ずつ44本の常染色体と2本の性染色体、計46本をもっています。半分の23本（常染色体22本＋性染色体1本）は父親から、もう半分の23本は母親から受け継ぎ、精子と卵子が受精して受精卵になったときに計46本になるわけです。

このうち、性の決定に関与しているのが性染色体です。X染色体が2本（XX）で構成されたら女、X染色体とY染色体が1本ずつ（XY）で構成されたら男になります。もっとも根本的な生物学的な性差、男女の違いはこの段階で生まれます。

この染色体の重要な成分が、「DNA

（デオキシリボ核酸）」です。

DNAは、細長い2本の鎖が二重らせんになった構造をしています。DNAの鎖の部分をつなげているのは糖とリン酸で、アデニン（A）・グアニン（G）・シトシン（C）・チミン（T）という成分でできた「塩基」が、らせん階段の「段」をつくり、染色体の上に一定の順序で配列されています。これが「塩基配列」といわれるものです。

このDNA（の塩基配列）が情報として親から子へ伝わるのが遺伝ですが、実はすべてのDNAが遺伝情報となるわけではありません。

DNAには、遺伝情報をもっている部分ともっていない部分があり、このうち、遺伝情報をもっているDNAのある特定の配列部分を「遺伝子」といいます。この遺伝子は、親の生物学的な構造や形態、機能といった特性を特徴づける重要な因子です。

DNAに書き込まれている遺伝情報（設計図）は、さまざまなたんぱく質をつくるためにあります。遺伝情報は「mRNA（メッセンジャーRNA、伝令RNA）」と呼ばれるリボ核酸に「転写」され、そこからさらに各種アミノ酸を材料とする「翻訳」というプロセスを経てたんぱく質が合成されます。

遺伝子は、通常父親と母親から子どもに受け継がれますが、なかには母親からしか受け継がれない特殊な機能をもったものがあります。それが、細胞質内のミトコンドリアという小器官にある「ミトコンドリアDNA」です。

このミトコンドリアDNAによって、「母性遺伝、母系遺伝」といわれる母親からしか遺伝しない体の特徴も確認されています。この塩基配列を解析する技術は「ミトコンドリア・イブ仮説」として知られていて、人類のルーツを探るのにも重要な役割をはたしています。

よく耳にする「ゲノム（genome）」は、DNAに含まれるすべての遺伝情報をあらわす言葉で、遺伝子の"gene"と、総体の"-ome"をあわせた造語です。

「ある生物の、その生物たらしめるのに必須の遺伝子情報」のことで、2003年にはヒトのすべての塩基配列が解明され、ヒトゲノムは約2万3000個の遺伝子から成り立っていることが明らかとなりました。

なにが遺伝的要因で、なにが環境的要因なのか

遺伝の影響を受けている、さまざまな遺伝子が関与していることがよく知られているのが、骨格や身長・体重などの体格と、足の速さや跳躍などの運動能力です。

背が高かったり、がっちりしていたりと、体格がよく似た親子の姿を日常的によく見かけますが、親と子の相関がもっとも強いのが身長で、そのあとに腕長、肩幅、座高と続きます。親の身長が高ければ、その子の身長も成長するにつれて高くなるというわけです。

なかでも、もっとも強いのが父親と息子との相関ですが、母親と息子、父親と娘の相関もそれに次ぐものとなっています。父親と母親の2人とも背が高ければ、その息子の背は高くなると思っていいのかもしれません。

父親と母親の遺伝子の特徴は、ほぼ両方とも同じ部位にあらわれ、どちらかの遺伝子がより強い影響力をもつことがあります。

親から子に受け継がれ、体のさまざまな特徴（形質）としてあらわれているのは、遺伝的要因によるものだけではありません。もう1つ、大きく影響しているのが環境的要因です。

遺伝的要因は、「生まれつき備わっている性質や傾向」という意味で「先天的」、環境的要因は、「生まれた後で身についた性質や傾向」という意味で「後天的」と言い換えると分かりやすいでしょう。

環境的要因には、社会的、経済的、地理的、さらには気象的な自然条件なども含めた幅広い外的要因や、食生活（栄養）、運動、喫煙、飲酒といった生活習慣要因があります。

遺伝的要因によってどのような影響を受け、環境的要因によってどのような影響を受けているのかは、とても気になるところです。

遺伝の割合を示す「遺伝率」

行動体力や運動能力には個人差がありますが、外にあらわれて量的に測れる体の特徴（形質）に遺伝的要因がどのくらい関わっているかを示した尺度が「遺伝率」です。

「ある集団での全体のばらつきのうち、これは遺伝によるものであると説明できるばらつきがどのくらいあるのかを示す割合」という言い方もできます。

ある形質の遺伝率が高ければ、その形質は先天的、つまり生まれつきのものであって、後天的、つまり生まれたあとの環境的要因などによって変わりにくいことをあらわしています。

　では、体力の構成要素である筋力や持久力、体力をベースにした運動能力の遺伝率はどうでしょうか。


ヒトの形質は遺伝的要因と環境的要因によって規定される

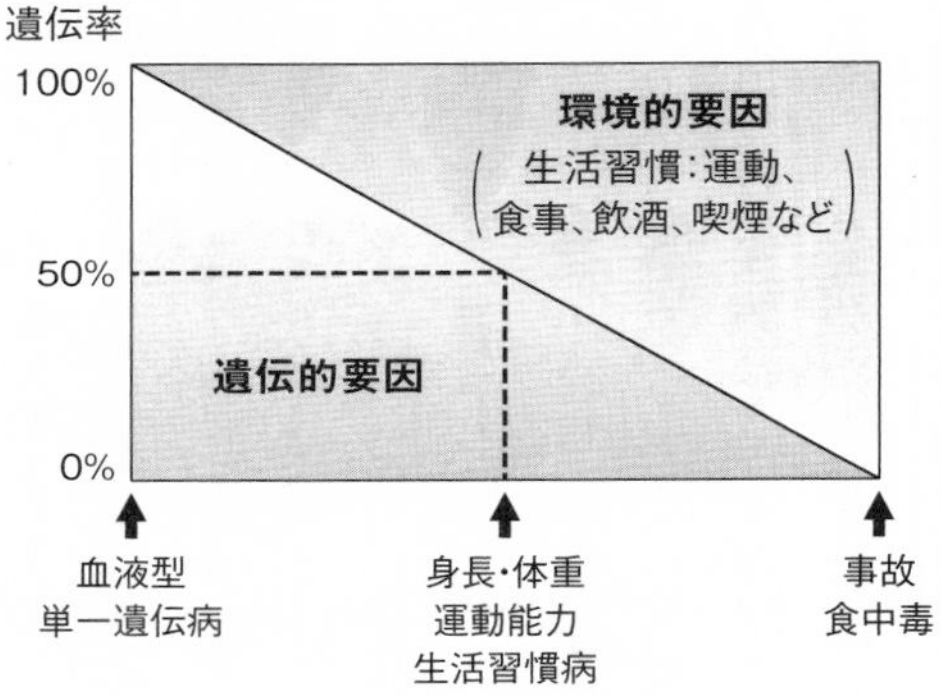

①　筋力の遺伝率
　筋力は、筋肉が発揮する力がどのくらいあるかを示す能力です。どのくらいの筋力があるかは、筋の断面積（太さ）などで決まります。断面積が大きくなるのに比例して、筋力も高まります。

　前述したとおり、筋の断面積が1年間で増える量は、男性と女性とでは年齢によって異なります。男性の場合は12~13歳がもっとも多く、18歳ごろまで増加の傾向が見られ、

20～30歳が筋力のピーク年齢です。いっぽう、女性の場合は、14歳を過ぎると増加のペースはダウンし、筋力のピーク年齢は20歳ごろと、驚くことに意外と早く訪れます。男女ともに、筋力のピークの状態は、40歳ぐらいまでキープされるのが一般的です。

実は、全身の筋量を反映している握力と全死因死亡率の間には密接な関係があり、握力が5kg低下するごとに死亡率が16%増えてしまいます。また、55歳未満での筋力と早期死亡率との関係では、筋力が高いと心血管疾患による早期死亡率が20～35%低下することも明らかになっています。

筋力の遺伝率は、約50%といわれています。年齢や性別も遺伝率に影響を与えていて、シニアより若者、女性より男性のほうが筋力の遺伝率は高い可能性が報告されています。

② 持久力の遺伝率

持久力も、握力と同じように全死因死亡率に影響しています。持久力の指標として使われる体重あたりの最大酸素摂取量（47ページ）が低いほど、冠動脈疾患や生活習慣病の発症率が高いとされています。最大酸素摂取量を高めるために、低強度で長く続けられる有酸素運動をすすめる理由がここにあります。

最大酸素摂取量の遺伝率は、最近の多くの研究では、50％前後と報告され、父親よりも母親の最大酸素摂取量との相関がより強いことが分かりました。トレーニングによる最大酸素摂取量の増加率も、父親より母親との相関のほうが強く、いずれも、母系遺伝するミトコンドリアＤＮＡの影響の可能性があることを示しています。[*12]

③　運動能力の遺伝率

約２２００組の双子の女性だけを対象にした研究があります。参加経験のあるスポーツを３つのレベルに分類して、それぞれに属する双子の間での運動能力の差から遺伝率を算出したところ、66％という結果が出ました。

つまり、運動能力を規定する要因の66％が遺伝的要因、34％がトレーニングなどの環境的要因の影響を受けていることを示したものです。

たとえば、短距離・瞬発型のスポーツが得意なのか、長距離・持久型のスポーツが得意なのかも運動能力の違いの１つです。

この2つのタイプに大きく関わっているのが、すでに述べてきた骨格筋をつくる収縮の速い「速筋線維（fast twitch fiber）」と収縮の遅い「遅筋線維（slow twitch fiber）」です。私たちは、ふだんの暮らしでどのような日常動作や運動をするかによって、これらのどちらかを優先的に使い分けています。

女性は男性に比べて、速筋線維より遅筋線維の比率が高いことが分かっています。

また、オリンピックに出場するレベルになると、短距離・瞬発型の選手は速筋線維の割合が、長距離・持久型の選手は遅筋線維の割合が非常に高いことが分かっています。*13

速筋線維と遅筋線維の比率のどちらが多いかは、遺伝がすべてとは限りませんが、その影響は小さくありません。生まれつき速筋線維より遅筋線維の比率が多い人は、100m走よりもマラソンのほうが向いているといえるでしょう。

体に大きな影響のある2つの環境的要因

64ページでも少しふれましたが、遺伝的要因とあわせて体の形質に大きな影響をもつ環境的要因、その代表的なものが、栄養状態と運動習慣の2つです。

①　栄養状態

世界各国の8歳男子の身長とたんぱく質摂取水準との関係を調査した結果があります。それを見ると、1日の摂取量が80gまでは直線的な関係が認められ、成長にとって栄養の摂取がとても重要であることがうかがわれます。

子の成長する時期別に分けてみると、乳児期（哺乳期、離乳期）は親によって与えられたものだけを摂取するので、間食、偏食、過食に注意を払う親の栄養指導がとても重要になってきます。

学童期になると、学校給食による栄養摂取の機会が多くなります。食生活の乱れが指摘されるなかで、成長に大きく関わる栄養摂取や食事のしかたについての正しい知識に基づいて、自ら食をコントロールする「食の自己管理能力」や「望ましい食習慣」を身につけることが重要視されるようになってきました。

学校での食に関する指導、いわゆる食育を推進するために、文部科学省は栄養教諭制度を導入し、平成17（2005）年度から実施されています。

しかし、食育は子どもたちのためだけとは限らず、これからは、シニア層にとっても大切なものとなっていくでしょう。

② 運動習慣

発育期、青年期、中高年期といった成長期間を問わず、あらゆる年齢層において、運動は体の形態や機能に大きな影響を及ぼします。

運動やスポーツによって、日常の身体活動レベルを高めることは、食生活の改善とあわせて、健康の保持・増進や生活習慣病の予防、メタボリックシンドロームの予防にも欠かせません。

若年層は、将来の健康を見据えて早くから運動する習慣を身につけることが求められますが、これまであまり運動習慣のなかったシニア層でも、運動によって筋肉の衰えをおさえる効果が期待できます。

実際に、運動習慣があり、身体活動量が多く、最大酸素摂取量が高い、持久性体力（心肺体力）のあるシニア層は、睡眠や覚醒のタイミングを決定する体内時計（時計遺伝子）がきちんと働いて、日々の暮らしでメリハリのあるリズムが刻まれていることが、私たちの研究でも明らかになっています。

環境的要因である栄養状態や運動習慣は常に遺伝子に働きかけていて、必要なたんぱく質酵素や生理活性物質などの合成にも深く関わっているのです。

遺伝子の変異によらない遺伝現象――「エピジェネティクス」

遺伝とは、DNAを構成する4つの塩基（アデニン、グアニン、シトシン、チミン）の並び方、すなわち塩基配列を基本とする遺伝情報が親から子へ伝わることであるとすでにふれました。この4つの塩基の組み合わせによって1つのアミノ酸が決定され、そのアミノ酸の鎖がたんぱく質となります。

ここで、「エピジェネティクス」という耳慣れない言葉を紹介します。遺伝学の「ジェネティクス」と、個体発生説の1つ、後成説をあらわす「エピジェネシス」との合成語です。

これは、遺伝的な特徴をもちながらも、DNAの塩基配列を変えることなく、あとから加わった「修飾」と呼ばれる化学的な変化によって、遺伝子の機能を制御したり伝達したりするシステムのことです。

だれでもかまいませんから、一卵性の双子を思い浮かべてみてください。一卵性の双子は、同じDNAをもっています。発生学的には起源は同じとみなされるので顔立ちもとても似ているのですが、まったく同じというわけではなく、よく見ると微妙に違っていることに気づくでしょう。こうした外見だけでなく、性格や病歴などでも異なっている点は双子には多くあります。

細胞には、遺伝子の性質だけに規定されることなく、遺伝子を取り巻くまわりの状況を修飾する能力が備わっていて、そのために双子の性質も違ったものになるのではないかと考えられています。遺伝子は同じでも、双子の細胞の集まりはそれぞれに違うのです。

その意味で、エピジェネティクスは「後天的に決定される遺伝的な仕組み」という言い方ができます。さまざまな生命現象は、遺伝子だけで決定されるわけではありません。

環境的要因が長期に影響を及ぼす現象――「メタボリックメモリー」

エピジェネティクスは、さまざまな疾病に関係することも分かってきています。

たとえば、糖尿病は遺伝的要因と環境的要因が複雑に影響しあって発症します。特に、環境的要因は、実際にはある環境因子がなくなったあとも細胞内に記憶されて、長期的に影響を及ぼし続けます。この現象を、「メタボリックメモリー」といいます。

メタボリックメモリーの研究としては、母体の栄養状態の影響によるものが知られています。低出生体重児で生まれてから1年後の体重が8・2kg以下だった子どもは、12・3kg以上だった子どもに比べて、成人を迎えてからの虚血性心疾患による死亡率が約3倍に上昇するというイギリスでの報告があります。

また、深刻な飢饉《ききん》に陥ったオランダで、この時期に妊娠していた母親から生まれた子どもは、成人になってからの生活習慣病の罹患《りかん》率が高かったという事例も報告されています。

子どもが生まれる前の胎生期や生まれてからの新生児期の環境は、メタボリックメモリーとして記憶され、子どもの将来の健康や疾患の発症に強い影響を及ぼすという考え方は、「DOHaD（Developmental Origins of Health and Disease）仮説」といわれます。

このようなメタボリックメモリーがつくられるメカニズムにも、エピジェネティクスが深く関与しているといわれています。

第4章　今、気にすべきは
女性は「筋肉」をつける・男性は「脂肪」を減らすこと

女性の「やせ」は、なにが問題か

女性はダイエットで体脂肪を落としスマートな体つきになりたい、男性は筋トレで筋肉をきたえてたくましくかっこいい体をつくりたい……。

そういったあこがれを抱く人は多いのではないでしょうか。ということはつまり、「ダイエットは女性のもの、筋トレは男性のもの」というイメージが、これまでは強かったように思えます。

ところが、ここまでふれてきたさまざまな男女差を踏まえると、こうした世間の常識とは逆転した健康課題がみえてきます。

今、ミドルからシニアエイジがことさらに気にすべきことはなにかといえば、「女性は筋肉をつける、男性は脂肪を減らす」ことなのです。

詳しくみていきましょう。

年齢を問わず、多くの女性の「やせ願望」は強く、男性に比べて内臓脂肪の量は圧倒的に少ないにもかかわらず、無理なダイエットをくり返す傾向にあります。

特に、若い女性に「やせ」が多いのは、厚生労働省の『平成29年国民健康・栄養調査結果の概要』からも分かります。

肥満度は、BMIであらわされ、18・5未満は「低体重（やせ形）」、18・5以上25未満は「普通体重（標準体形）」、25以上35未満が「肥満」、35以上が「高度肥満」と判定されます。

18・5未満のいわゆる「やせ」の女性は、30歳代は13・4％、40歳代は10・6％、50歳代は10・1％なのですが、20歳代は21・7％ときわだって多くなっています。

BMIと死亡率の関係をみても、BMIがもっとも高い群（BMI30～39・9）の死亡率がもっとも高いと思われがちですが、意外なことに、男女ともに、もっとも低い群（BMI14～18・9）のほうが上回っているという追跡調査データがあります。

「太りすぎも怖いが、やせすぎはもっと怖い」ということです。

新体力テストの結果をみても、30歳代後半の女性だけ合計点が低下している理由として、20歳代に多い「やせすぎ」の影響も十分に考えられます。

BMIは、「体重（kg）÷身長（m）2乗」の計算式で簡単に求められますから、今すぐ

BMIと死亡率の関係

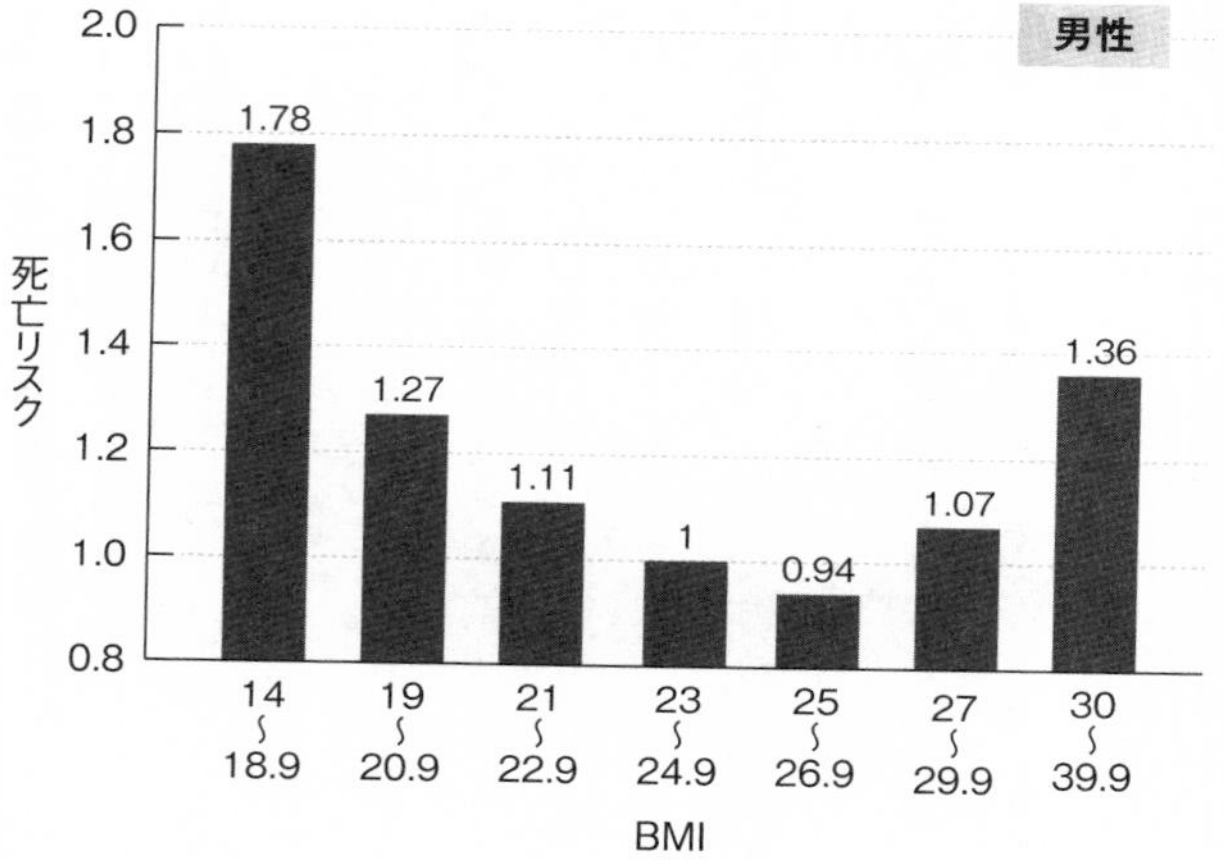

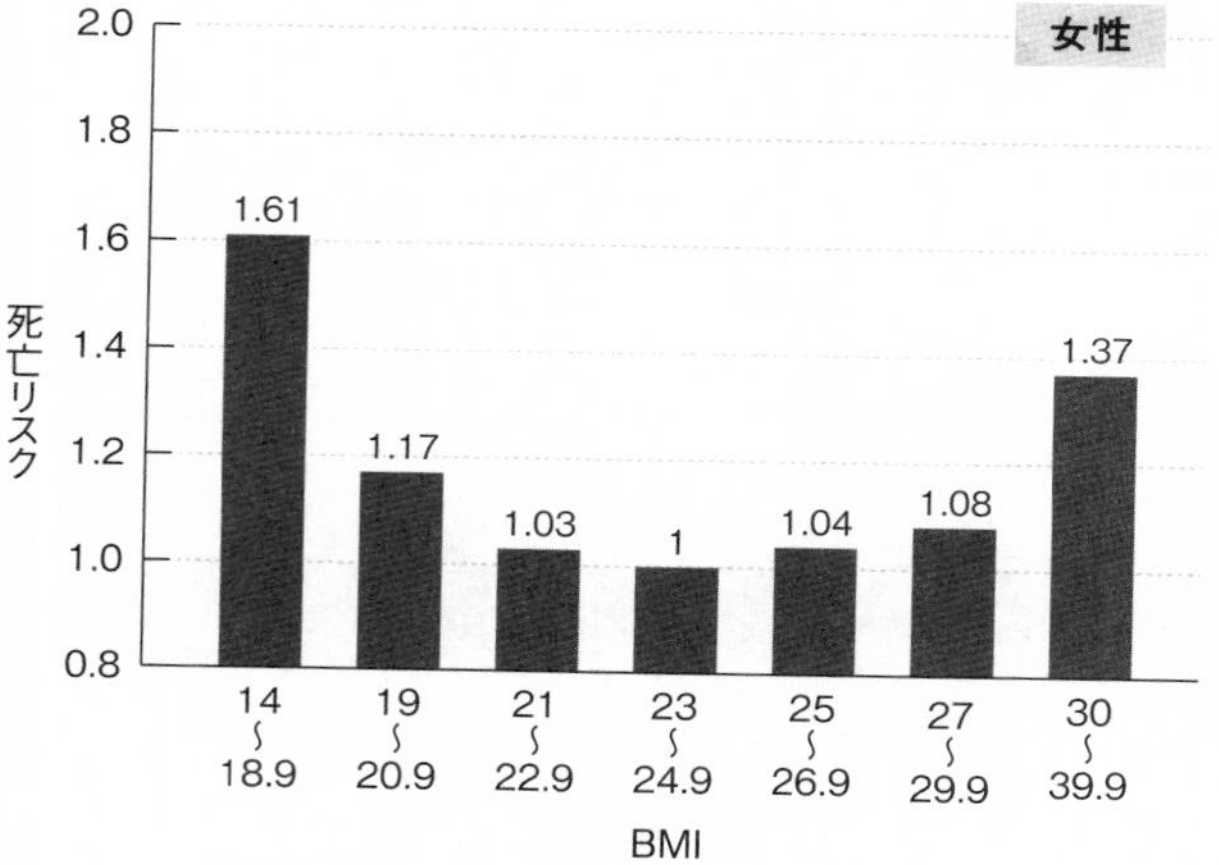

『栄養・スポーツ系の運動生理学』（南江堂）をもとに作成

にでもチェックして、普通体重の範囲内を維持していくことが大切です。

特に、若い女性の5人に1人といわれる「やせ」の問題がなかなか改善しないのは、「健康でいたい」というよりは「きれいになりたい」「好きな服を着たい」「もてたい」といった見た目の価値観をより重視していることが理由と思われ、適切な体形を保つことがなぜ大切なのかの認識が不十分なのではないか、と少し気がかりです。

そのために、「やせ」にもかかわらず「普通体重」だと自分を誤認して、やせる必要はまったくないのに無理なダイエットに走れば、さまざまな健康リスクを高めることになります。本来、健康になるために行うべきダイエットで不健康を招いてしまっては、本末転倒です。

太っていることより筋肉が少ないことのほうが問題

無理な、過激なダイエットをした場合の代償としてまず考えられるのは、摂食障害です。摂食障害には、「拒食症」ともいわれる「神経性食欲不振症」や、「過食症」ともいわれる「神経性大食症」などがあります。

摂食障害の発症率は世界的に増加の一途をたどっていて、日本でも患者数が急増しています。その背景には、ダイエット法の情報が多すぎること、やせていることへの賛美と太っていることへの嫌悪の風潮などがあります。

さらに無理な減量を続ければ、ホルモンをつくって分泌する内分泌臓器（脳下垂体、甲状腺、副甲状腺、すい臓、副腎、卵巣、精巣など）の障害によってホルモンの作用に異常が生じ、内分泌代謝疾患を発症してしまいます。そのおもな症状として、低身長症、バセドウ病、甲状腺機能低下症、高カルシウム血症、骨密度の低下、無月経、貧血、筋量の減少といった深刻な健康障害を招きかねません。

このうちの骨密度の低下は、運動不足とも関連が深いのですが、BMIが18・5未満の「やせ」の人は、いくら運動を習慣的に行っても骨密度は高くならないという調査結果があります。

第2章でもふれたとおり、そもそも女性は男性に比べて骨粗鬆症になりやすいのです。若い年代のこのような症状は慢性化することも多く、低骨密度はそのまま骨粗鬆症に移行し、筋量の減少は筋力の低下を招き、死のリスクもある「サルコペニア（筋機能低下症候群、筋量減弱症候群）」、そしてさらに「ロコモティブシンドローム（運動器機能低下症候群：通称ロコモ）」にまで発展する可能性があります。

女性の場合、太っていることより筋肉が少ないことのほうが問題であると、あらためて強く認識する必要があります。

死のリスクがある怖い疾患「サルコペニア」

「サルコペニア」は、加齢にともなって著しい筋量の減少と筋力の低下が生じる疾患です。原因はおもに身体不活動と低栄養で、シニアの約10〜15％がかかっていると推計されます。男性は80歳、女性は75歳になると急増しています。

おもに抗重力筋の筋量が減少するために、立ち上がるのが億劫《おっくう》になる、つまずきやすくなる、歩く速度が遅くなる、階段の上り下りがつらくなる、放置すれば歩行困難になって自立した生活ができなくなるなど、生活の質（ＱＯＬ：Quality of Life）が損なわれて死のリスクにつながりかねない恐ろしい疾患です。

意識的に強度がやや高い運動を行うことで、サルコペニアの進行をある程度おさえることができます。また、食事でたんぱく質をきちんととることも必要です。

運動器機能が低下する「ロコモティブシンドローム」

骨粗鬆症、変形性腰椎症、変形性膝関節症といった骨やひざの疾患やサルコペニアなどが原因で運動器機能が低下してしまうロコモティブシンドロームは、年齢による差はありますが、要介護にまで進行してしまう危険性があります。

歩行速度などを測定してロコモティブシンドロームにかかっているかを判断するチェックで1つでも該当した人の割合は、30歳代〜70歳代のすべての年代で女性のほうが男性を上回っています。

ロコモティブシンドロームにつながりやすい骨粗鬆症の患者数は女性のほうが多いことや、下肢の筋力は男性より女性のほうが弱いことを考えると、女性のほうがロコモティブシンドロームになりやすいといえるかもしれません。[*14]

「やせ」は認知症を招きかねない

体形別の認知症発症リスク

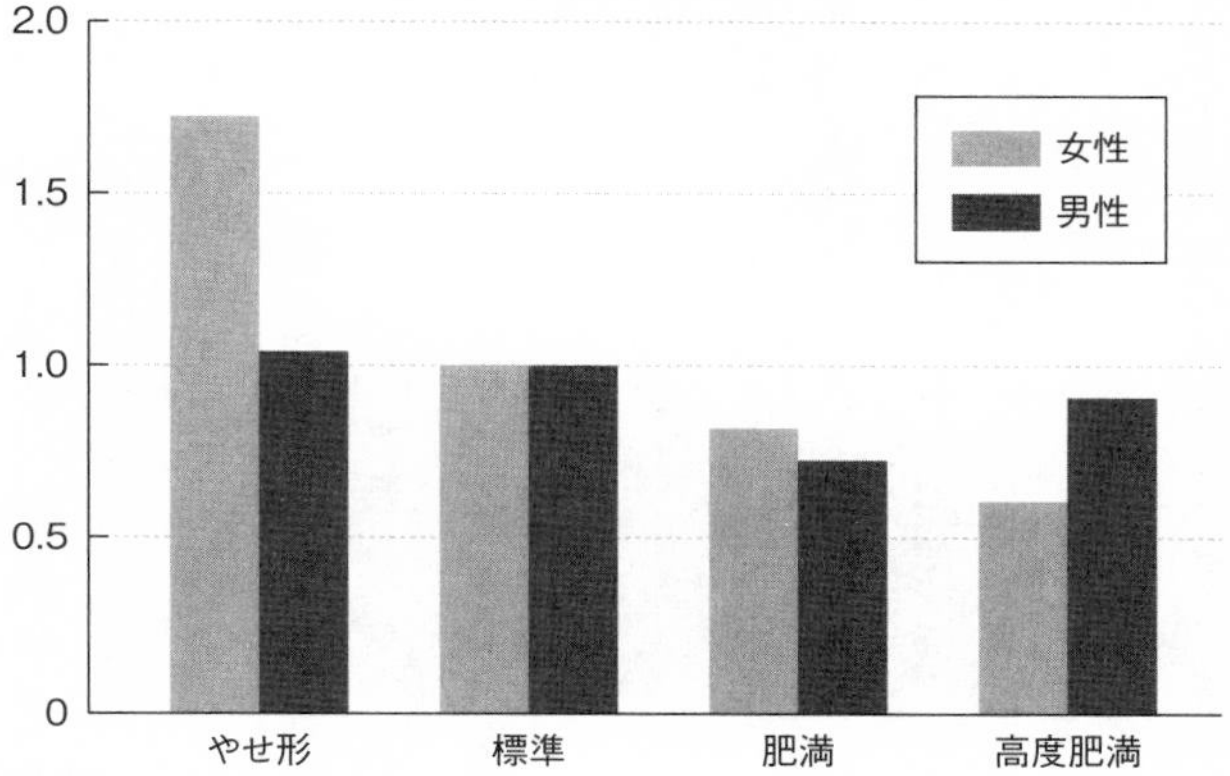

※標準体形の発症リスクを1とした場合

一般社団法人日本老年学的評価研究機構の調査結果をもとに作成

やせていると認知症を発症しやすい。それは、けっして突拍子もない話ではありません。

ＢＭＩを指標とした体形の分類と、認知症の発症率との関連を調べた最新の調査結果が一般社団法人日本老年学的評価研究機構から発表されました。

それによると、普通体重（標準体形）の女性の認知症発症率を１とした場合、肥満は０・８２、高度肥満は０・６１と１を下回っていますが、低体重（やせ形）は１・７２と１を上回り、やせている女性のほうが認知症の発症率は高い結果となりました。

いっぽう男性の場合は、肥満は0・73、高度肥満は0・91と、むしろ認知症の発症率は低くなっていましたが、低体重（やせ形）は1・04と標準体形とほぼ同じという結果でした。

欧米では、認知症のリスクとなる糖尿病は、肥満の人がかかりやすいのですが、日本では逆の結果になっています。その理由として、東アジア人は血糖値を下げるインスリンの分泌量が少ないために、やせていても糖尿病を発症しやすい体質が背景にあると指摘しています。

筋肉の衰えも認知症につながりやすい

また、筋肉の衰えが認知症の発症率を高めてしまう可能性があります。

わが国でもっとも多い認知症は、脳の退行変性疾患であるアルツハイマー型で、患者数は、男性より女性に多く見られます。いっぽう、男性に多い脳血管型は、脳梗塞、脳出血、くも膜下出血などの脳血管疾患によって脳細胞に十分な血液が行き渡らなくなり、部分的に機能が失われて発症するものです。

正常に働いていた脳の認知機能が低下・喪失し、記憶や思考への影響によって生活力が失われてしまう状態が6カ月以上続いている症状を示すのが認知症です。

アルツハイマー型の場合、アミロイドβやリン酸化された「タウ」と呼ばれるたんぱく質が、脳の細胞の外側に集まることで神経細胞がゆっくり変性して死にいたり、海馬を中心に脳全体が萎縮するのが原因とする考えが主流です。

筋肉が衰えれば体力が低下し、体を動かすことが面倒になり、家にとじこもりがちになります。ちょっとした段差でも転倒し、骨密度が低下していれば、すぐに骨折してしまいます。そうなると、床上安静を余儀なくされ、生活圏が狭くなり、主体的に暮らさなくなり、無気力な日々を送ることになります。

こうした状態がさらに続けば、体のさまざまな機能がますます低下して使えなくなります。これが、「廃用症候群」といわれるもので、やがては寝たきりになります。この流れは、けっして大げさなものではありません。

体の機能の低下は脳に悪影響を及ぼし、神経系機能の低下を招き、軽度認知障害、認知症へと進行するリスクがさらに高まります。

加齢による変化よりも速いペースで歩行の機能が衰えてしまった人が、数年後に認知症を発症したケースが多いという調査結果もあります。[*15]

筋肉の衰えが認知症発症につながるケースは、介護老人保健施設（愛知県春日井市のメディコ春日井）の入所者175名を対象にした調査でも実証されています。

骨折や脳血管障害などなんらかの外傷や疾患が先に起こってから認知症を発症したのが141名、認知症が先でその後に転倒による骨折や脳血管障害を発症したのが23名という結果でした。

さらには、骨折してから認知症になったのは61名で、そのうち女性が57名、男性が4名と女性が圧倒的に多く、女性は男性の約14倍にもなっています。

筋肉の衰えが認知症の直接の原因ではないにしても、認知症になりやすいきっかけになっていることは明らかです。その意味でも、アルツハイマー型認知症の発症率が高い女性は特に、見た目だけにとらわれたダイエットに励むことなく、運動を習慣化し、偏らない食生活によって体力をつけ、適正な体重を維持する日ごろの努力が強く求められます。

ホルモンの重要な作用

私たちの体が成長するにあたっては、「内分泌系」と呼ばれる調節機構が重要な働きをしています。

内分泌系とは、脳の視床下部から発する情報を「ホルモン（hormone）」という化学物質に変換し、それを血液中に分泌して器官や細胞にまで運び、そこで代謝や発育促進といったさまざまな生理作用を行う全身調節システムのことです。

ホルモンのおもな働きは、発育・成長の促進、生命の維持・存続、体内環境の恒常性（ホメオスタシス）の維持が挙げられます。

このうちの発育・成長の促進に関わる代表的なホルモンは、次の２つです。

•成長ホルモン（growth hormone：GH）

脳下垂体前葉から分泌され、筋肉や骨の成長や、臓器で行われる代謝を促進する。

•性ホルモン（sex hormone）

おもに生殖腺から分泌され、男性ホルモン（雄性ホルモン）と女性ホルモン（雌性ホルモン）があり、性ステロイドともいいます。男性は精巣の間質細胞から分泌されるテストステロン、女性は卵巣から分泌されるエストロゲン（卵胞ホルモン）が代表的な性ホルモンです。

実は、こうしたホルモンの多くは加齢とともに減少し、さまざまな調節機能の低下を引き起こしてしまいます。

成長ホルモンが減少すると、腎臓や甲状腺の機能低下を引き起こし、骨量の減少やサルコペニア、内臓脂肪蓄積型肥満のリスクを高めてしまいます。ほかにも、エネルギー代謝障害、心肺機能の低下、免疫機能の低下などが生じます。

女性ホルモン・エストロゲンの計り知れない大きな影響

卵巣から分泌されるエストロゲンは、分泌量が女性の生涯を通じて変化し、ただ生殖に関わるだけでなく、女性の全身の組織に対してさまざまな働きかけをする影響の大きさは計り知れません。

女性は、幼年期・少女期を経て、11歳ごろから思春期がはじまり、月経もみられるようになります。エストロゲンの量は次第に増加して20歳ごろには最高のレベルに達し、40歳ぐらいまでの性成熟期の間は、そのレベルは維持されます。

ところが、40歳ごろからエストロゲンの分泌は低下しはじめ、多くの女性は50歳前後になると「閉経」を迎えます。1年（12カ月）以上の無月経を確認することによって、医学的には最後の月経の年月日をもって閉経した日とします。

閉経は、卵巣機能が永久に停止したことを意味し、この時期に急激なエストロゲンの分泌低下がみられ、それにともなって体にさまざまな変調をきたすのが、いわゆる「更年期障害」です。

男性ホルモンのテストステロンの分泌は、50歳ごろから低下の度合いは強くなりますが、エストロゲンほど急激なものではなく、個人差も大きく、50歳を過ぎても若いときと同じレベルを保っている人もいます。

エストロゲンの分泌低下は、次のような症状を招きます。

自律神経失調の症状（血管運動神経系症状、血管応答の不全）……顔のほてり（ホットフラッシュ）、のぼせ、めまい、異常発汗など。

精神神経系の症状……いらつき、不安、抑うつ、倦怠《けんたい》感、睡眠障害など。

泌尿生殖器系の症状……尿失禁、老人性膣炎など。


さらに、数年たって血中のエストロゲンが枯渇すると生じるのが、次の症状です。

動脈硬化、脂質異常症、高血圧、脳卒中、心疾患など。

骨量減少、骨粗鬆症、腰痛、ひざ痛など。[*16]

エストロゲンの欠乏によって生じた腰痛やひざ痛などによって、身体活動や運動が十分にできなくなると、すでにふれたとおり筋量が減少し筋力が低下して転倒しやすくなります。そこに骨量の減少、骨粗鬆症が加われば骨折しやすくなり、寝たきりにつながりかねません。閉経後のエストロゲンの欠乏は、直接的ではないにしても、筋量の減少とも無関係ではありません。

更年期障害の治療法としてまず考えられるのが、エストロゲンなどの閉経後女性ホルモン補充療法です。ほとんどの症状に60％以上の高い確率で改善の効果がありますが、長期に投与した場合には乳がんの発症リスクを増加させてしまうというデータもあります。[*17]

体内の物質は常に変化している

生命を維持し、さまざまな活動を行うために、体はエネルギーを必要とします。食事などで摂取された糖質（炭水化物）、脂質、たんぱく質などは、エネルギー源物質として体内に貯蔵され、細胞内での合成や分解、神経の刺激伝達、体温の保持、筋肉の収縮などを行うためのエネルギーとして使われます。このように、さまざまなかたちでエネルギーが消費される過程を「エネルギー代謝」といいます。

1日の総エネルギー消費量は「エネルギー代謝量」ともいい、次の3つで構成されます。

基礎代謝量……覚醒時での生命活動に必要な最小限のエネルギー代謝量。早朝の空腹時に、快適な室内で、安静仰臥位《ぎょうがい》（あおむけの姿勢）で測定されます。また、安静座位（座った姿勢）で測定される指標が安静時代謝量で、座った姿勢を保つために筋緊張が生じるために、エネルギー代謝量は基礎代謝量のおおむね1・2倍になります。さらに睡眠時のエネルギー代謝量は、基礎代謝量のほぼ0・9倍です。

食事誘発性熱産生……食事によって消化・吸収された栄養素が分解され、一部が体熱となって消費されるために安静にしていても増える代謝量。

活動時（身体活動）代謝量……①買い物や掃除、家事などの日常生活活動（非運動性身体活動）によるエネルギー代謝量。②運動・スポーツなどの自発的身体活動によるエネルギー代謝量。

このうち、1日の総エネルギー消費量に占める食事誘発性熱産生の割合は約10％、活動時代謝量の割合は約30％ですが、ここで注目したい基礎代謝量の割合は約60％になり、体格（体表面積、体重）によって決まります。

なにもしないでじっとしているときでも、心臓は拍動を続け、呼吸をくり返し、体温を一定に保つ生命活動は休むことなく行われています。こうした活動のために消費される必

基礎代謝量の消費と臓器の関係

	臓器・組織の重量 (kg)	臓器・組織の重量の体重に対する割合 (%)	臓器の基礎代謝率 (kcal/kg/日)	基礎代謝量に対する割合 (%)
肝臓	1.80	2.57	200	21
脳	1.40	2.0	240	20
心臓	0.33	0.47	440	9
腎臓	0.31	0.44	440	8
骨格筋	28.0	40.0	13	22
脂肪	15.0	21.43	4.5	4
その他の組織 (骨・皮膚・腸・腺など)	23.16	33.09	12	16
計	70	100	100（1680kcal/日）	

『栄養・スポーツ系の運動生理学』（南江堂）をもとに作成

要最小限のエネルギー代謝量が、基礎代謝量なのです。

筋肉と基礎代謝量の密接な関係

基礎代謝量は、生まれてから体重の増加とともに増え、思春期に入ると急増します。個人差はありますが、男子では16歳、女子では14歳でピークを迎え、その後加齢とともに少しずつ減っていきます。

基礎代謝量によるエネルギーが体内のどこでどのくらい消費されているかの内訳をみると、骨格筋が22％で、肝臓21％、脳20％、心臓9％、腎臓8％となっています。

いっぽうで、脂肪組織は重量が多いのです

基礎代謝量と年齢の関係（女性）

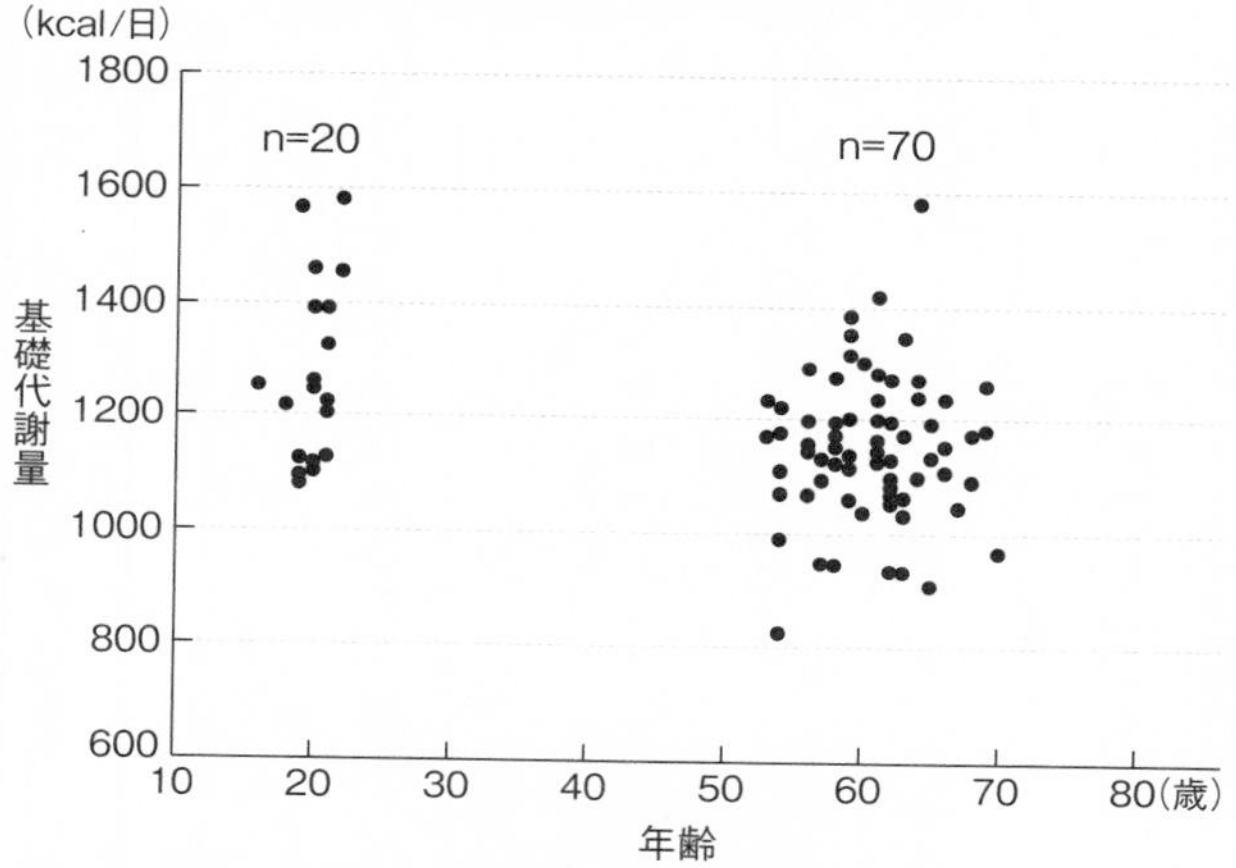

『健康・栄養科学シリーズ　基礎栄養学 改訂第5版』（南江堂）をもとに作成

が、重量あたりの基礎代謝率が低いので、わずかに4％となっています。

骨格筋でのエネルギー消費がとても多いということは、逆に、骨格筋の量が少なければ基礎代謝量も少なくなります。一般に、男性に比べて女性の基礎代謝量が少ないのは、女性のほうが体格が小さく、骨格筋の量が少ないからです。

特に女性は、閉経後のミドルからシニア期になると、比較的エネルギー代謝率の高い筋肉などの除脂肪量が減少し、それを埋め合わせるかのように、エネルギー代謝率の低い体脂肪量が増加します。その結果として、若年成人期と比べて、基礎代謝量が減少してしまうのです。

では、基礎代謝量を増やすには、どうしたらいいのでしょうか。

答えは簡単で、筋トレによって、骨格筋量を増やせばいいのです。骨格筋量が増えれば、それをバックアップするエネルギー代謝率がとても高い内臓諸器官の重量もわずかですが増えるので、基礎代謝量が増えます。

特に、おしりの大殿筋、太ももの大腿四頭筋やハムストリングス、ふくらはぎの下腿三頭筋（ヒラメ筋や腓腹筋《ひふくきん》）といった比較的大きな筋肉の量を増やすことが効率的です。

日々、活発に運動・スポーツを行うと、その最中だけでなく、終えた後も体を回復させるためにさらにエネルギーが消費されます。激しい運動を長時間行うと、運動後のこの現象が数十時間も続くので肥満の予防にもつながるのではないかと考えられています。

骨格筋の量も、基礎代謝量も、男性と比較して少ない女性が、筋トレによって今すぐにでも筋肉をつけることがいかに大事か、これでお分かりでしょう。

肥満の種類

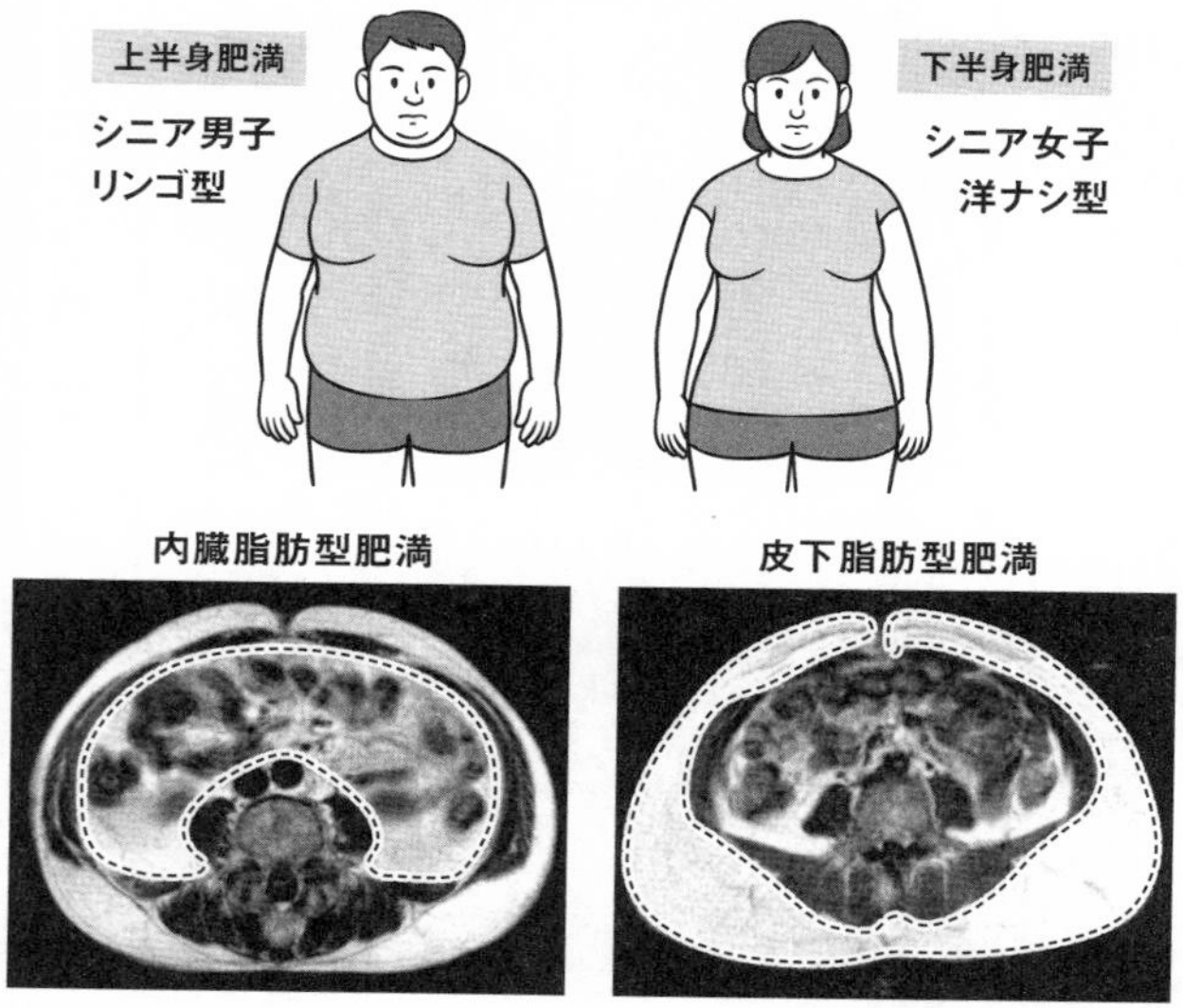

早稲田大学樋口研究室資料

「男性が脂肪を減らさなければいけない」、その理由

無理なダイエットによる「やせ」や、身体活動量がかなり少ないことが、やがては筋肉の衰えや骨密度の低下につながり、骨粗鬆症、サルコペニア、ロコモティブシンドローム、さらにはアルツハイマー型認知症にいたるリスクを招きやすいことを、女性は強く意識する必要があります。

そこで、女性の重要な健康課

題として強調したいのが、「女性は筋肉をつけなければいけない」でした。

そのいっぽうで、男性にとって重要な健康課題は、「男性は脂肪を減らさなければいけない」です。要は、肥満の解消です。

肥満は、「エネルギー摂取量が、相対的にエネルギー消費量を上回ることによって生じた状態」です。体重が多いというだけではなく、体脂肪が過剰に蓄積した状態を指すところがポイントです。

男性にも女性にも肥満の人はいますが、問題なのは体脂肪がどこについているかで、それによって健康への危険性は大きく異なります。

比較的女性に多い「皮下脂肪型（洋ナシ型）肥満」は、腰まわりや太ももなど下半身を中心に皮下脂肪が多く蓄積しているものの内臓脂肪は比較的少ないのが特徴です。

比較的男性に多い「内臓脂肪型（リンゴ型）肥満」は、筋肉の内側の腹腔内に体脂肪が多く蓄積しているのが特徴です。日本人の死因の約6割を占める生活習慣病の発症リスクを高めますが、皮下脂肪型肥満の人には生活習慣病の症状はあまりみられません。

日本におけるメタボリックシンドロームの診断基準

必須項目		腹囲（ウエスト周囲径）≧85cm（男性）≧90cm（女性）
選択項目		1～3の3項目のうち2項目以上
	1.血中脂質	高トリグリセリド血症　≧150mg/dl かつ/または 低HDLコレステロール血症＜40mg/dl
	2.血　　圧	収縮期（最大）血圧≧130mmHg かつ/または 拡張期（最小）血圧≧85mmHg
	3.血　　糖	空腹時血糖≧110mg/dl

メタボリックシンドロームはなぜ危険か

男性に多い内臓脂肪型肥満に関連するのが「メタボリックシンドローム」、略称「メタボ」です。

内臓脂肪の蓄積に着目して、へその高さの腹囲（ウエスト周囲径）の数値に加えて、血中脂質・血圧・血糖の数値から判断して脂質代謝異常・高血圧・高血糖のうち2つ以上を保有していると判定される複合リスクの病態をいいます。

メタボリックシンドロームがとても怖いのは、自覚症状がほとんどなく、なかなか気づかないことです。自覚症状がなければ自分は元気だと思い込みやすいですし、現在の生活習慣が好ましいものか好ましくないものかの認識もほとんどないでしょう。

その間にも、危険な状態はどんどん進行していて、ある日突然、心筋梗塞や脳卒中を起こして死にいたるか、重大な後遺症によって介護が必要な日々を送ることを余儀なくされる人も少なくありません。

大切なのは、健診によるメタボリックシンドロームの早期発見です。検査をすれば、数値は正常なのか、あるいはすでになにがどの程度進行しているのかが分かりますから、すぐに適切な対応がとれて、手遅れになる確率も下がるでしょう。元気だからと思って安心しないで、年に一度は健診を受けるべきです。

こうした状況を受けて、平成20（２００８）年4月からはじまったのが、40～74歳を対象にした年に一度の「特定健康診査（特定健診）・特定保健指導」です。

それまでの健康診断は、がんや生活習慣病を早期に発見し治療することを重視していましたが、メタボリックシンドロームの該当者と予備群を減らす目的に変わり、該当者には特定保健指導（積極的支援、動機付け支援）が行われるという仕組みです。

メタボリックシンドロームの診断基準である血中脂質に関連して、一般的に、同じ年代の男性に比べて閉経前の女性は、血中の善玉（ＨＤＬ）コレステロール値は高く、悪玉（ＬＤＬ）コレステロール値は低くなっています。それぞれ動脈硬化や心筋梗塞の予防因子とされていることから「善玉」、その危険因子とされていることから「悪玉」と呼ばれています。この傾向には、女性ホルモンの関与が強く示されています。

しかし、閉経後の女性は女性ホルモンが著しく低下し、加齢とともに悪玉コレステロール値が高まる傾向がみられます（善玉コレステロール値はそれほど低下しません）。

メタボリックシンドロームはどのようにして起こるか

内臓脂肪の蓄積が、なぜ高血糖・脂質異常・高血圧を招き、動脈硬化につながり、糖尿病、脂質異常症、高血圧症を発症させ、悪化させてしまうのでしょうか。

偏った食生活や運動不足といった不健康な生活習慣に遺伝的要因が加わって肥満になると内臓脂肪が蓄積し、脂肪細胞が肥大、増殖します。

この脂肪細胞では、「アディポサイトカイン」という、脂質代謝や糖代謝といった体の機能調節を円滑にするさまざまな生理活性物質がつくられ分泌されています。しかし、脂肪細胞の肥大、増殖によってアディポサイトカインの分泌異常が起こり、困ったことに、その悪玉物質の分泌が増え、善玉物質の分泌が減ってしまうのです。

アディポサイトカインの悪玉物質には、TNF－α、レジスチン、アンジオテンシノーゲン、PAI－1などがあり、善玉物質にはアディポネクチンがあります。

〈TNF－α〉〈レジスチン〉

インスリンの効きが悪くなり、血液中の糖が使われなくなって血糖値の上昇を招き、動脈硬化が進んで糖尿病へとつながります。

〈アンジオテンシノーゲン〉

血圧を上昇させる作用があり、分泌が増えると高血圧を招く一因となります。

〈PAI－1〉

血栓をつくりやすくする物質です。血栓が大きくなって血流をさえぎり、血管がつまりやすくなります。動脈硬化が進行し、心筋梗塞や脳梗塞の危険が高まります。

〈レプチン〉

通常は満腹中枢に作用して食欲をおさえる働きをしますが、脂肪がたまりすぎるとその働きが悪くなり、満腹中枢が適切に反応しなくなって食べ過ぎを助長させてしまいます。交感神経を活性化させるために血圧を上昇させる作用もあります。

〈アディポネクチン〉

傷ついた血管壁を修復して動脈硬化を予防するほか、インスリンの効きをよくして糖の代謝を高めたり、血圧を低下させたりする作用があります。内臓脂肪が増えるとアディポネクチンの分泌は減少し、血糖値を上昇させます。

このように、メタボリックシンドロームによる内臓脂肪の蓄積は、不都合な悪玉物質の分泌を増やすだけでなく、善玉物質の分泌を減らしてしまうアディポサイトカインの分泌異常を引き起こし、直接的に動脈硬化の進行を促進して、生活習慣病の発症リスクを高めてしまうのです。

内臓脂肪を軽くみてはいけません。健診によってメタボリックシンドロームをいち早く発見し、内臓脂肪を減らす取り組みをすぐにでもはじめましょう。

第5章　筋肉を増やす運動・内臓脂肪を減らす運動

なにもしなければ、年齢とともに衰え続けてしまう体力。その体力を支えるのは、骨格筋の筋力と全身持久力（心肺体力）であることはすでに書きました。

筋肉の機能を高め、体力を向上させる運動やトレーニングを行うにあたって、女性には注意すべき特有の問題はありますが（117ページ）、効果を出すために守るべき原則に男女の違いはなく、男性だけのやり方、女性だけのやり方も、特にありません。

ただ、目的によって、その方法は異なります。女性が筋肉をつけたければ「筋トレ」を、男性が内臓脂肪を減らしたければ「有酸素運動」をメインにした適正な方法を選ばなくてはいけません。そのうえで、個人に見合った強度で、少なくとも2～3カ月続けて行えば、個人差はありますが効果を実感するようになるでしょう。

やはり、キーポイントとなるのは、筋肉です。運動やトレーニングの具体的な方法に話を進める前に、本章ではまず、その筋肉の仕組みからみていくことにしましょう。

筋肉細胞のなかをのぞいてみると

細胞はあらゆる生物の基本単位で、細胞膜によって外界から隔離されています。

骨格筋の構造

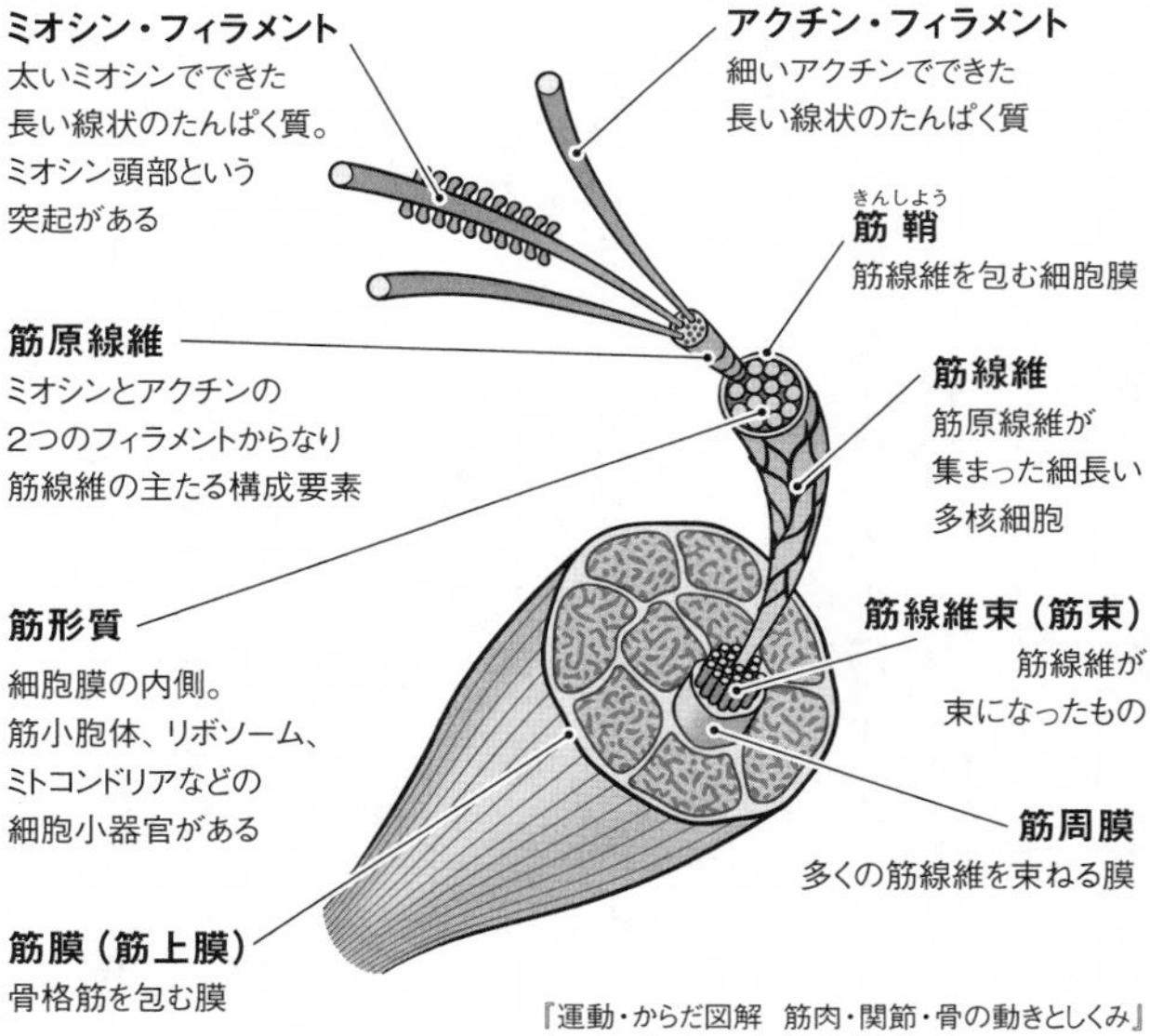
ミオシン・フィラメント
太いミオシンでできた
長い線状のたんぱく質。
ミオシン頭部という
突起がある
アクチン・フィラメント
細いアクチンでできた
長い線状のたんぱく質
筋鞘《きんしょう》
筋線維を包む細胞膜
筋原線維
ミオシンとアクチンの
2つのフィラメントからなり
筋線維の主たる構成要素
筋線維
筋原線維が
集まった細長い
多核細胞
筋形質
細胞膜の内側。
筋小胞体、リボソーム、
ミトコンドリアなどの
細胞小器官がある
筋線維束（筋束）
筋線維が
束になったもの
筋周膜
多くの筋線維を束ねる膜
筋膜（筋上膜）
骨格筋を包む膜

『運動・からだ図解　筋肉・関節・骨の動きとしくみ』（マイナビ、2014年）をもとに作成

私たちの体を動かす骨格筋も、筋線維と呼ばれる筋肉細胞の束でできています。筋線維の断面図を見ると、「筋鞘《きんしょう》」と呼ばれる細胞膜で包まれ、その内側の「筋形質」には、筋小胞体、リボソーム、ミトコンドリアなどいくつかの細胞小器官があります。

筋原線維には、2種類のたんぱく質の鎖（太いミオシン・フィラメントと細いアクチン・フィラメント）が規則正しく配列されていて、骨格筋の収縮に大きく関係しています。

この筋原線維を網状の膜で覆っているのが筋小胞体です。カルシウムイオンを貯蔵・放出したり、細胞内のたんぱく質や脂質を輸送したり、リボソームと連係してたんぱく質を合成したりする役割をしています。

ミトコンドリアは、大きさが0・5〜12㎛（マイクロメートル。1㎛は0・001㎜、1μ〈ミクロン〉）で、二重の膜に覆われています。筋鞘（細胞膜）の近くに多く存在し、酸素を取り込んで、骨格筋が収縮するときにエネルギーとして使われる大量のATP（アデノシン三リン酸）を生産する発電所の役割を担っています。

骨格筋内にも脂肪がある

ミトコンドリアがATPを大量に生産するためのエネルギー源として使う脂肪は、骨格筋内にも蓄積されています。これを「筋内脂肪」といいます。

少しややこしいのですが、筋内脂肪とは骨格筋細胞内にたまった「筋細胞内脂肪」のこと。いわゆる肉の「霜降り」にあたるのは、筋線維に沿うかたちで筋線維間脂肪細胞にたまった「筋細胞外脂肪」のことをいいます。

筋内脂肪の量は、男性よりも女性のほうが多く、これは身体組成の男女差（36ページ）とも関係していて、女性のほうが持久性トレーニングに向いている傾向を示しています。

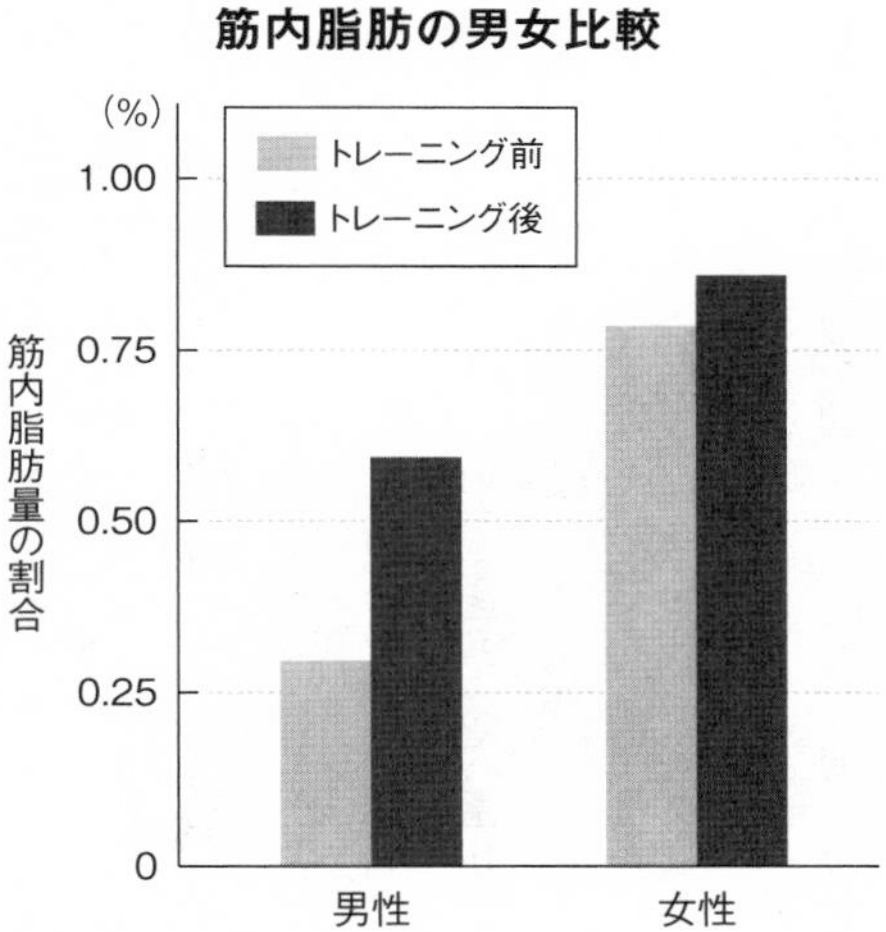

[Tarnopolsky MA et al. Am J Physiol Regul Integr Comp Physiol. 2007 Mar;292(3):R1271-8.] を一部改変

持久性トレーニングを行うと男性の筋内脂肪の量は2倍近く増えますが、もともと筋内脂肪が多い女性はほとんど増えません（上図）。

持久性トレーニングを継続して行っているマラソンなどの長距離アスリートの場合、筋内脂肪が多くてもインスリンの働きがよい（「インスリン感受性」が高い）という例外（アスリートパラドックス）はあります。

しかし、一般の人はそうはいきませ

ん。筋内脂肪をできるだけ減らさないとインスリンの働きが悪くなり、骨格筋の糖を取り込む能力が低下する「インスリン抵抗性（代謝障害）」を招いてしまいます。筋内脂肪も、肝脂肪や心臓周囲脂肪と同じで、放置してはいけない異所性脂肪なのです（50ページ）。

特に肥満の人は、ミトコンドリアが少なく酸素摂取能力も低いので、筋内脂肪をエネルギー源として使うことがむずかしいのですが、有酸素運動と高脂肪食を控える食生活の改善を続けていけば、増えすぎた筋内脂肪を間違いなく減らすことができます。

健康維持には欠かせない身体活動（運動＋生活活動）

私たちは日々、骨格筋の収縮によって思いのままに手や脚を動かし、日常生活を送っています。手や脚が動くたびになぜ動くのかを意識することはありませんが、実際には、複雑な構造の骨格筋が複雑なプロセスを瞬時にくり返しています。あらためて、人体のメカニズムの不思議を思い知らされます。

エネルギー消費をともなって、骨格筋によって生み出されるすべての動きを「身体活動」といいます。

ビルの上下わずか1階分を移動するだけでもエレベーターやエスカレーターを使い、ワンメーターでもタクシーに乗り、会社にいればデスクワークで終日座りっぱなしの日々。オフの日も家に閉じこもり、家事をするわけでもなく、終日ゴロゴロして体を動かす気配はまったくなし……。

そういう人の多くも、適切に行う身体活動がさまざまな疾患を予防し生活の質（QOL）を向上させるのに有効だと頭では理解しているはずです。「分かってはいるけど、ただやらないだけ」なのでしょう。

日常生活での身体活動は、「職業上の活動（仕事）」「家事活動」「移動」「余暇的活動」「運動」の5つの場面に分けることができます。このうちの「運動」は、体力の維持・増進のために行う、計画的、構造的、継続的な活動のことです。

運動習慣のある20歳以上の人はどのくらいいるのか、その割合を調べたところ、男性が35・9%、女性が28・6%で、この10年間で目立った増減はみられず、男女ともに3割程度です。ここでいう運動習慣者とは、1回30分以上の運動を週2回以上、それを1年以上継続して行っている人のことを指します。

年齢階層別にみると、運動習慣がある人の割合がもっとも高いのは、男性は70歳以上で45・8％、女性も70歳以上で42・3％ですが、もっとも低いのは、男性は30〜39歳で14・7％、女性は20〜29歳で11・6％と、目を疑いたくなるような低い数字です（『平成29年国民健康・栄養調査結果の概要』厚生労働省）。

この調査からさらに分かるのは、運動習慣のある人の割合が男女ともに、60歳を過ぎて大きく増えている点です。ここからは、まだ現役で仕事をしている60歳未満の世代にとって、運動をするための時間がなかなかとれていないという実態がみえてきます。

身体活動のそれぞれの場面のうちでもっとも長い時間を費やしているのは、男性は仕事、女性が家事で、余暇的活動に費やせるのは身体活動時間のわずか10％という報告がありま す。1日24時間という限られたなかで、仕事や家事で忙しいときに、運動のために時間を割くのがむずかしいのも無理はありません。

身体活動や運動が、疾患の発症リスク低下にどれくらい寄与しているかという研究は、古くから国内外で行われています。

最初に公表されたのは、1950年代のロンドン二階建てバス（ダブルデッカー）の運転

運動習慣のある人の割合

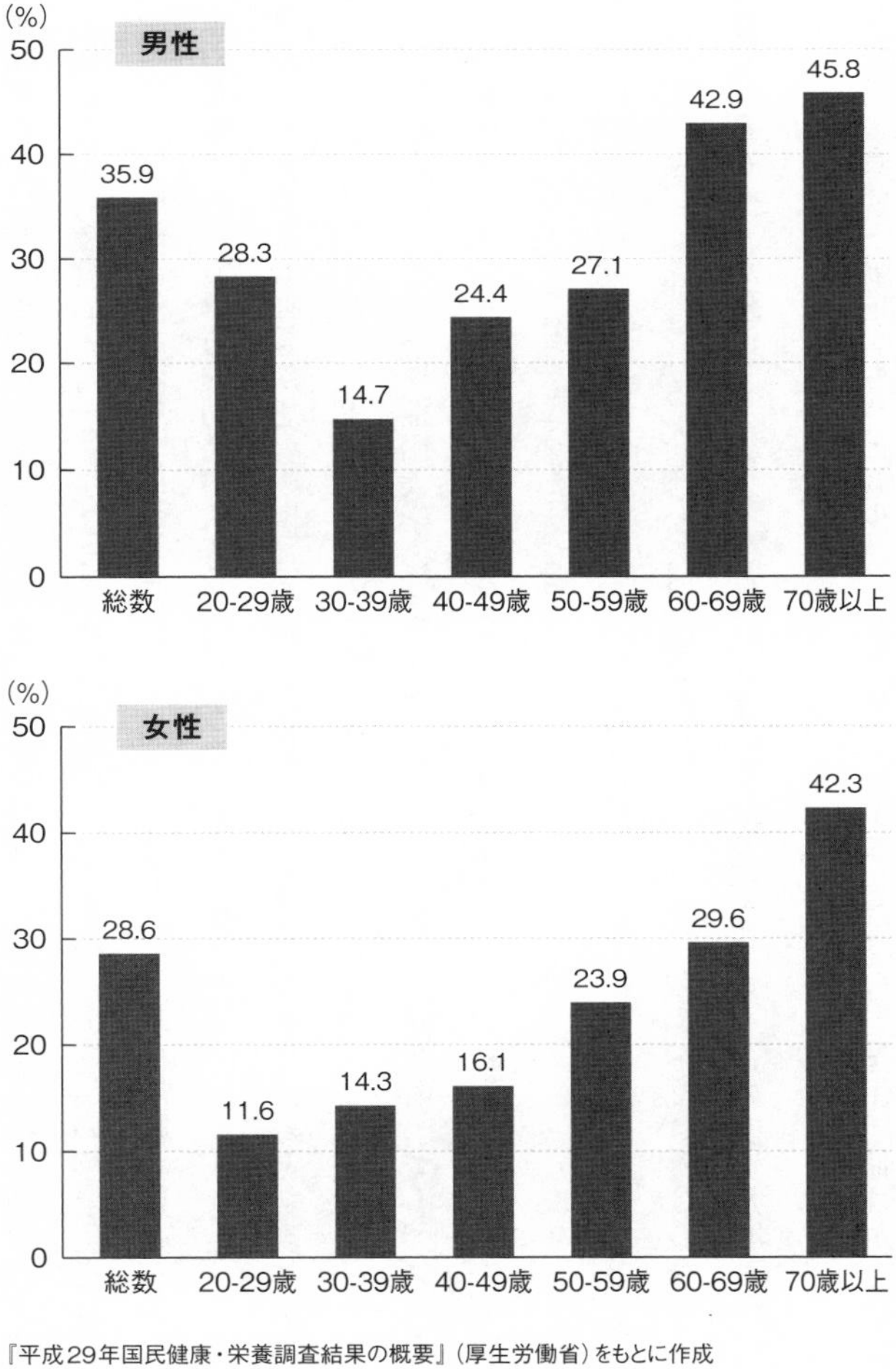

『平成29年国民健康・栄養調査結果の概要』（厚生労働省）をもとに作成

手と車掌を対象にした虚血性心疾患の死亡率に関する研究といわれます。その後、アメリカの地域住民を対象にした“The Framingham Study”、ハーバード大学の卒業生を対象にした“The Harvard Alumni Health Study”といった研究でも、身体活動や運動が循環器疾患の発症に対して予防的効果があると明らかにされてきました。

身体活動や体力と心血管疾患との関連を調べた複数の研究結果をまとめると、身体活動量が多いほど、体力が高いほど発症リスクの低下が認められています。

現在、私が顧問を務める早稲田大学の「アクティヴ・エイジング研究所」でも、スポーツ科学学術院の教員が中心となり、“WASEDA'S Health Study”という大規模な調査研究が進行中です（https://wasedas-health-study.jp）。

また、国立がん研究センターを中心に、ＪＰＨＣ研究（Japan Public Health Center-based Prospective Study）と呼ばれる大規模な研究が行われ、約9年にわたって8万３０３４人を追跡し４５６４人が死亡した結果、1日の身体活動量と死亡リスクとの関連が明らかになりました。

男性では、身体活動量がもっとも少ない群を基準の1とした場合、身体活動量がもっとも多い群の死亡リスクは、脳血管疾患は0・95倍と差はみられませんが、がんでは0・8倍、心疾患は0・72倍、すべての疾患の死亡リスクも0・73倍と基準を下回り、著しく低下しています。

女性では、身体活動量がもっとも少ない群を基準の1とした場合、身体活動量がもっとも多い群の死亡リスクは、がんでは0・69倍、すべての疾患の死亡リスクも0・61倍と、男性よりもさらに低下しています。

こうした研究調査から、身体活動の種類に限らず、仕事をしないよりしているほうが、家事をしないよりしているほうが、平均寿命前の早世（早死）の予防に役に立っていることが分かります。家事は、身体活動としての強度は低いのですが、より長く時間を費やしているシニア女性の糖代謝機能が家事をしない人に比べて高いという結果も報告されています。全体的に体をよく動かしている人のほうが死亡リスクは低下しているといえるでしょう。[*18]

筋肉はきたえるというより動かしてやる

1日24時間という限られた時間内で、効率的に体を動かし、健康効果を得るにはどうしたらいいのでしょうか。

筋肉の機能を高め、体力を向上させるのにもっとも有効な手段は、トレーニングです。その効果は、今日したから明日すぐに出るというものではなく、個人差はありますが、実感できるようになるまで、少なくとも2〜3カ月は続ける必要があります。しかも、途中でやめてしまうと、それまでせっかく努力して得られた効果も、すべてリセットされてしまうのがトレーニングの特徴です。

トレーニングを長く続けるには、できるだけハードルを下げるのが重要です。

たとえば、30分のトレーニングを一度にまとめて行うのはむずかしくても、小分けにして1回6分のトレーニングを5回行えるのでしたら、ぜひトライしてみましょう。持続的に行っても、断片的に行っても、トータルの時間が同じでしたら、その効果に変わりはないという報告もあります。

仲間を誘うのもいいでしょう。特に女性は、家事や子育て、介護などに追われている人が多く、自分の健康を顧みる時間はなかなかとれません。しかも、フィットネスクラブというところは本格的すぎて、二の足を踏んでいる人を多く見かけます。

そうしたときに、もともと運動嫌いな人でも通えるような、しかも男性の目を気にしなくてすむ女性だけが通う場所ならば、気軽に仲間を誘えますし、そこで知り合った人たちとも仲間になりやすいでしょう。仲間がいればモチベーションは高まり、長続きにもつながります。

けっして無理をしないことも長続きのコツです。

筋トレというと、理想は腹筋が6つに割れた「シックスパック」だの、それより今は縦に溝が入った「アブクラックス」が美しいだのと、ボディビルダーとまではいかなくても、筋骨隆々の引き締まったボディづくりを目指すイメージが強くあります。

スポーツ競技のように、もっと速くなりたい、もっと強くなって相手に勝ちたいという目標があれば、筋トレもハードにならざるをえません。しかし、目指すのは健康になること、体力を維持・回復することでしたら、なにもそこまでストイックに自分を追い込まなくてもいいように思われます。

「筋肉はきたえるもの」と肩肘張るのではなく、「筋肉は使ってあげる、動かしてあげるもの」と気軽に構えて、トレーニングをどう楽しむかを優先したほうがいいでしょう。筋肉を使って体を動かすことを楽しむ、これが私のすすめる「動楽」です。

機械を長い期間放置してしまうと錆《さ》びつき、油が切れ、再び動かすためにたいへんな手間がかかります。しかし、毎日少しずつでも動かしてあげていれば、動きは常になめらかですし、長持ちさせることができます。

筋肉も、同じです。アスリートだから特別な筋肉があるわけではなく、全身に備わっている筋肉は万人共通です。その筋肉に対してハードに負荷をかけなくても、適切に毎日使ってあげるようにすれば、筋量の減少や筋力の低下は防げますし、もし衰えてしまっても、適切に毎日使ってあげれば筋肉の機能は必ず回復します。

筋肉は、使わなければすぐに衰えてしまう「怠け者」ですが、使えばすぐに回復する「正直者」でもあるのです。

女性が運動やトレーニングで注意すること

基本的に、運動やトレーニングの原則に男女の違いはありません。

しかし、女性には、月経開始や月経痛、閉経によるホルモンバランスの変化といった特有の問題があり、トレーニングを行うときには十分に考慮する必要があります。

月経そのものがトレーニングのパフォーマンスに影響を与えているかどうかの明確なデータはありませんが、月経痛は個人差があるものの影響はないとはいえません。

前述のとおり、食事制限による過激で長期的な体脂肪量の減少（ダイエット）は、女性ホルモン・エストロゲンの分泌低下をもたらし、無月経や疲労骨折を引き起こします。

さらに、50歳前後で閉経を迎えると、エストロゲンの分泌低下によって骨量は急激に減少します。骨粗鬆症の怖さはすでに述べたとおりです。骨量の減少を予防するには、ウォーキングやジョギング、水泳など、骨に荷重をかけて骨密度を増加させる運動刺激が必要です。

エストロゲンの分泌低下で、運動だけでは骨量の増加につながりにくいときには、大豆イソフラボン（植物性エストロゲン様物質）といった栄養素をあわせてとるのが有効であるとの報告もあります（172ページ）。

エストロゲンには血管を保護する機能があります。そのおかげで女性の動脈壁のしなやかさは男性よりも高くなっています。動脈のしなやかさは「動脈伸展性、動脈コンプライアンス」といわれますが、この伸展性が失われて動脈壁が固くなってしまったのが「動脈硬化（スティフネス）」です。

ところが、女性は閉経を迎えると、血管のしなやかさは、男性と同じかそれよりも低下するといわれています。

低下してしまった動脈伸展性を改善するには、やはりトレーニングが効果的です。閉経後の女性を対象に行った週3〜5回、12週間にわたる持久性トレーニングでも、動脈硬化の指標となる頸動脈の壁がしなやかになったことが報告されています。

問題は、トレーニングの強度です。

アスリートのような高強度の筋力トレーニングを2年以上続けた人より、低・中強度の持久性トレーニングを続けている人や運動習慣のない人のほうが、頸動脈の血管内皮の厚みが増すことなく、しなやかさが保たれていることが明らかになっています（元川崎医療福祉大学の宮地元彦博士らの研究グループ)。

早く結果を出したいというあせる気持ちは分かりますが、強すぎる筋トレは、動脈壁を固くする可能性がありますので、循環器疾患の改善にはかえって逆効果といえるかもしれません。

年齢を考慮して体への負荷を下げるためには、トレーニングも持久的なものへシフトするなどして、循環器への好影響が得られる方法を選ぶようにしましょう。

高い生活の質を保つ2つの運動様式

ここからは、運動様式について話を進めます。

様式というとなにやら固いイメージがありますが、「定められたやり方、スタイル」という意味で、大きく「有酸素運動」と「レジスタンス運動(筋トレ)」の2つがあります。いずれもよく知られていますが、その違いについておさらいしておきましょう。

有酸素運動は、筋肉に継続的に酸素を取り込み、筋肉内のグリコーゲン(糖質)や脂肪を分解して筋肉の収縮エネルギーを生み出す運動を指します。長時間持続できて、体力の要である全身持久力（心肺体力）を高めてくれますが、筋力を高める効果はそれほど大きくありません。

いっぽうのレジスタンス運動は、全身あるいは局所の筋群に強い負荷をかけて骨格筋の筋力を高める運動です。有酸素運動よりも効果的に筋量を増やし、筋力を高め、骨密度の増加にも効果があります。

いつまでも健康で、高い生活の質（ＱＯＬ）を保ちながらいきいきとした生活を送るために、この２つの運動様式をともに取り入れることがおすすめです。

どの程度の強度で運動したらいいか

筋肉のために、ただやみくもに体を動かせばいいというわけではもちろんありません。運動を日常生活に取り入れるにあたっては、頻度・強度・持続時間などを決めた「運動処方」に基づいて適切な方法を選ぶのが望ましいとされています。

アメリカスポーツ医学会（The American College of Sports Medicine）が発表する『運動処方のガイドライン（ACSM's Guidelines for Exercise Testing and Prescription）』は、今では世

界のさまざまな機関でも採用されています。

このガイドラインでは、一般的な運動プログラムを、全身持久力をつけるのが目的の有酸素運動（心肺系。ウォーキング、ジョギング、スイミング、サイクリングなど）、筋力の向上が目的の筋トレ（レジスタンス系。ウエイト・トレーニング、マシン・トレーニング、ダンベル・エクササイズなど）、柔軟性の向上が目的のストレッチの３つに分け、それぞれに運動処方が示されています。運動を安全に効果的に行うためには、これらの指標に基づくのが望ましいというわけです。

ここで問題なのは、運動の強度です。

ガイドラインの表（１２２ページ）の強度の欄に「ＲＰＥ」と書かれていますが、これは“Rating of Perceived Exertion”の略で、「主観的運動強度（自覚的運動強度）」のことです。

主観的に感じた強度を、安静時を「６」として、運動時の「非常に楽である」の「７」から「もうこれが限界」の「20」まで14段階に分けて数字であらわしたもので、おおその心拍数に対応した値（ＲＰＥが６なら60拍／分、12なら１２０拍／分）になっています。ガ

運動処方のガイドライン

運動プログラム	頻度	強度	持続時間
有酸素運動（心肺系）	3〜5回/週	RPE12〜16	20〜60分
筋トレ（レジスタンス）	2〜3回/週	RPE19〜20 またはRPE16程度	1セット 3〜20回
ストレッチ（柔軟性）	週に最低2〜3回、 できれば5〜7回	痛みのない可動域 ぎりぎりの緊張	15〜30秒を 2〜4回

日本健康運動研究所HP「アメリカスポーツ医学会の一般的運動方法のガイドライン」をもとに改変

イドラインに示されている有酸素運動（心肺系）のRPE12〜16は「楽である」〜「きつい」、筋トレのRPE19〜20は「非常にきつい」〜「もうこれが限界」と感じる強度で行うという意味です。

心拍数で自分に合った運動強度を知る

ところが、運動強度の感じ方には個人差があります。ある人にとって「ややきつい」と感じられる運動も、別の人には「楽」と感じられるものかもしれません。

ですから、「ややきつい」という強度で運動をしなさいといわれても、それが自分にとってどの程度のものかを知らなければ実践できません。

そこで、心拍数を使って自分にとっての運動強度を知る方法を紹介しましょう。

心拍数は、心臓が1分間に拍動する回数（脈拍）のことで、手首の親指側にもう片方の手の人さし指・中指・薬指をそろえて当てて1分間カウントします。20秒カウントして3倍してもかまいません。市販の心拍計を手首に装着すれば、簡単に測れます。

なぜ心拍数を使うのかといえば、有酸素運動の強度は酸素摂取量（VO_2）に対応していて、この酸素摂取量を算出するのに必要なのが心拍数だからです。

酸素摂取量は、心拍出量と動静脈酸素較差で求められます（フィックの原理、124ページの図）。心拍出量は、心臓の血液を送り出す能力、酸素を供給する能力のことで、1回拍出量（心臓がポンプとして1回に全身に送り出す血液の量）に心拍数を掛けたものです。動静脈酸素較差は、血液から酸素を抜き取って利用できる骨格筋の能力のことです。

主観的運動強度（RPE）の目安

等級	強度の感じ方
6	（安静）
7	非常に楽である
8	
9	かなり楽である
10	
11	楽である
12	
13	ややきつい
14	
15	きつい
16	
17	かなりきつい
18	
19	非常にきつい
20	もうこれが限界

日本健康運動研究所HP「健康運動の知識と実践」をもとに作成

酸素摂取量を決める要因

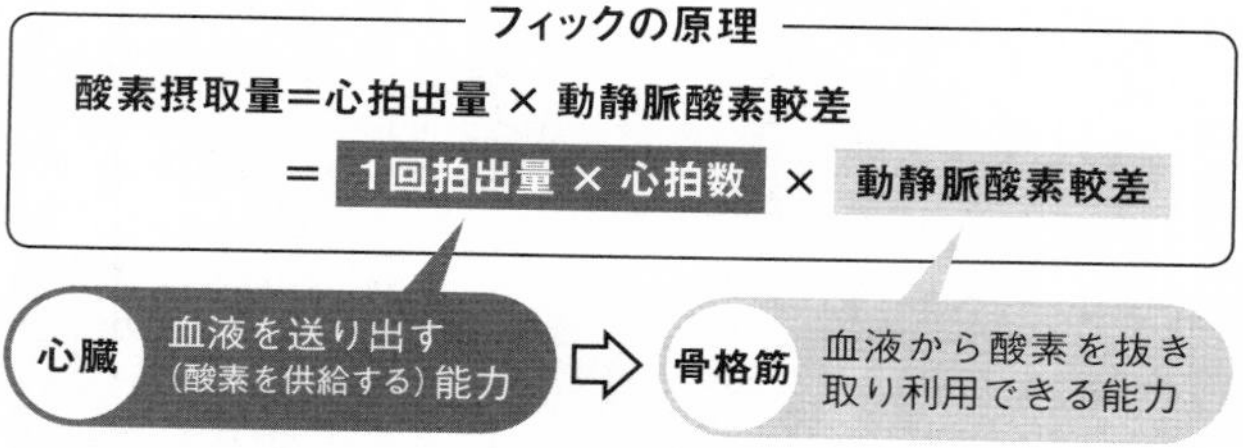

『栄養・スポーツ系の運動生理学』（南江堂）をもとに作成

運動強度が高くなるにつれて、心拍数も1回拍出量も上昇するので酸素摂取量が増えます。しかし、この両方が上昇するのは運動強度が50%、「楽である」くらいまでで、「ややきつい」くらいからは心拍数だけが上昇し酸素摂取量が増えます。

酸素摂取量のうち、全身持久力の指標となるのが最大酸素摂取量であるとすでに書きました。この最大酸素摂取量も加齢とともに低下しますが、これは1回拍出量と最大心拍数の低下がおもな原因です。動静脈酸素較差も加齢とともに低下しますが、有酸素運動を日常的に行っている人は、低下の割合はわずかです。

では、運動強度と心拍数の関係は、どうなっているのでしょうか。年齢別に、そのことを示したのが125ページの図です。

年齢別にみた心拍数と運動強度との関係

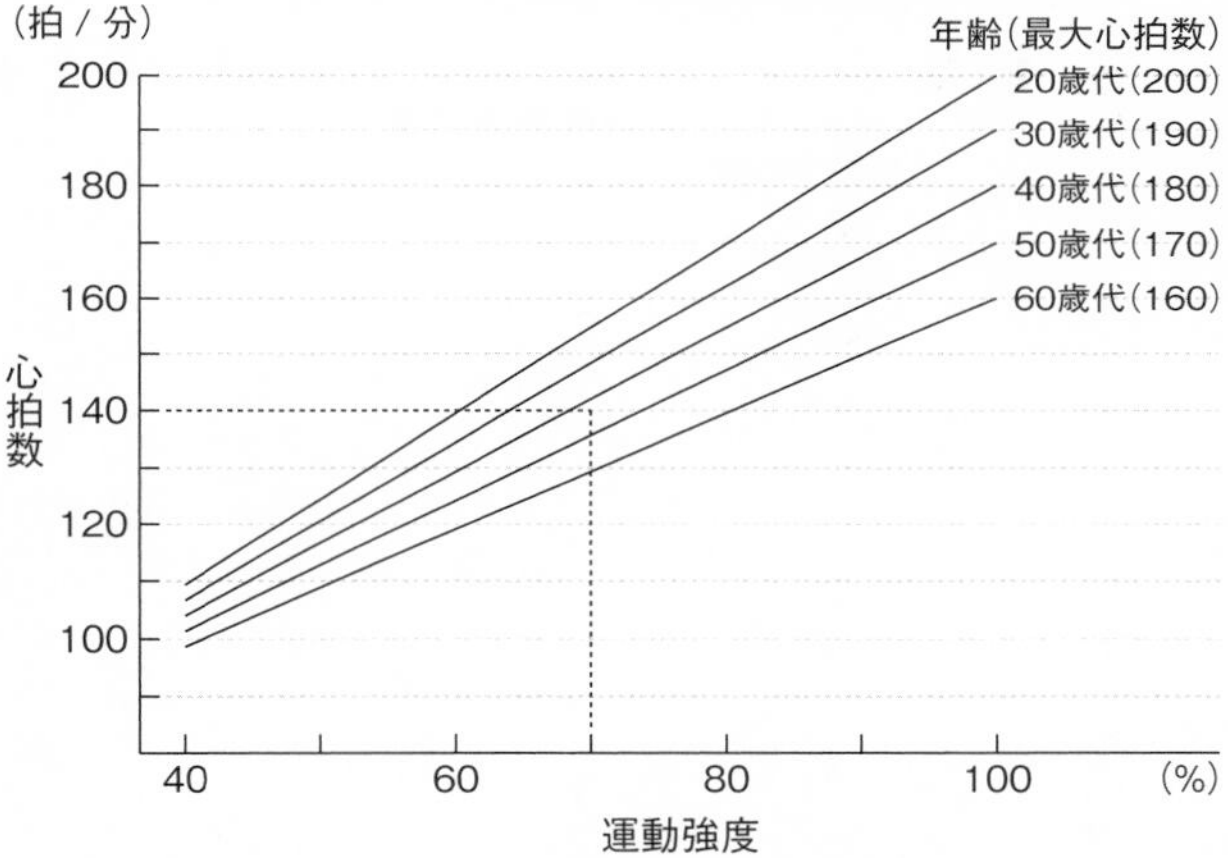

体育科学センター編『スポーツによる健康づくり運動カルテ』(講談社)／
『健康・栄養科学シリーズ　基礎栄養学 改訂第5版』(南江堂)をもとに作成

実際に運動したあとに心拍数を測ってみたら最大心拍数だった場合には、運動強度は１００％、つまり全力で運動したことを示しています。最大心拍数とは、最も速いときの心臓の拍動数で、年齢によって異なります。

たとえば、運動後の心拍数が１４０だったとしたら、60歳代の人は全力で運動したときの80％、40歳代の人は70％、20歳代の人は60％の強度で運動したことが分かります。このように、運動が楽なペースだったのか、オーバーペースだったのかが心拍数からチェックできるというわけです。この図を使えば、自分にとっての運動強度の目安がイメージしやすくなるでしょう。

運動は常に全力で行わないと効果が出ないというわけではなく、強度を下げても健康効果につながります。

「運動はやらないよりはやったほうがいい、やるのであれば無理をしない程度に強いほうがいい」と思ったほうが、何よりも安心安全です。

最強のトレーニングは「ローイング（ボート漕ぎ）」

全身持久力の向上を目的とした有酸素運動と、筋力の向上を目的とした筋トレのいずれの利点をも持ち合わせたおすすめしたいトレーニングがあります。

それは、前述のアメリカスポーツ医学会からも推奨されている、「ボートを漕ぐ」という意味の「ローイング（rowing）」です。

ローイングは、欧米ではシニアの健康増進運動として長年注目されてきましたが、その健康効果についてはほとんどエビデンスがなかったために、私たちの研究グループは十数年前から検証を行ってきました。

ローイングの筋断面積に及ぼす効果

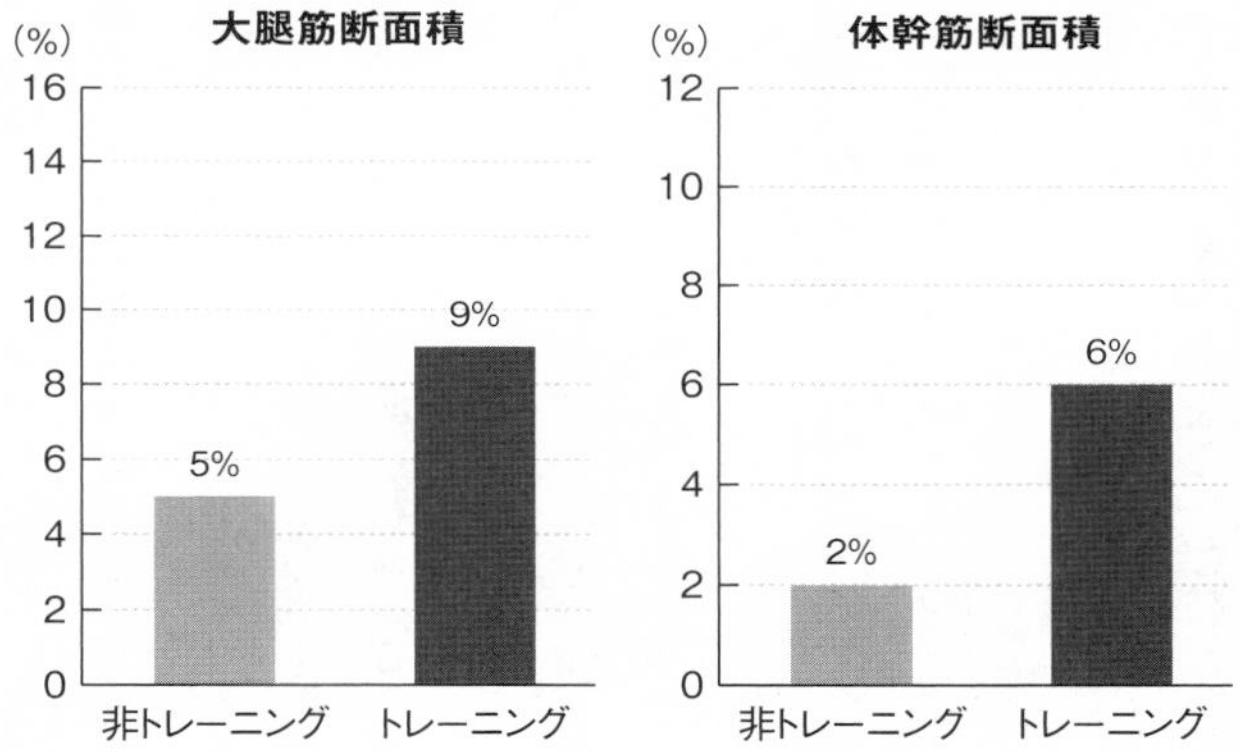

『実験医学』羊土社　Vol.35 No.20（増刊）2017 をもとに作成

そこで、シニアの男性を対象に、ローイング愛好者と運動習慣のない人を比較したところ、筋断面積は大腿部で13％、体幹部で20％、脚伸展パワーは43％、体幹屈曲力は42％上回るなど、すべてローイング愛好者のほうが高い値を示す結果となりました。

しかし、この測定は、大学時代にボート部に所属していて、60歳前後に再びローイングをはじめた愛好者を対象にしたため、体格の違いやローイングの経験が健康状態や体力になんらかの影響を与えている可能性はゼロではありませんでした。

そこで新たに、ローイング運動の習慣のまったくなかったシニア男性だけを対象に、

6カ月間のローイング・トレーニングに挑んでもらって測定したところ、筋断面積は大腿部が9％、体幹部が6％増えていたのです（127ページの図）。この値は、骨格筋量が10歳ほど若返ったことに相当すると考えられます。腹部脂肪面積も11％減少していました。この研究から、過去にボート漕ぎを経験した人も経験したことがない人も、ローイング運動の効果は間違いなくあらわれることが証明されました。

同様の研究は、シニアの女性を対象にしても行われました。その結果をみると、ローイング愛好者は、運動習慣のない人やウォーキング愛好者と比較して、大腿部と体幹部の筋断面積はもっとも大きく、体脂肪率や腹部脂肪面積はこの3グループでもっとも低い（小さい）値になりました。

私が客員教授を務めたワシントン大学医学部（セントルイス）の元教授で応用生理学・生化学の権威であるジョン・ホロツィ博士は、自身のローイングの体験をこう語っています。

「私は50歳になった時にはすでに膝の関節炎を患っており、それはランニングのようなトレーニングができなくなるほどひどいものでした。運動を続けるために、私はさまざまな運動を試み、そのなかでエルゴメータでのローイング運動は私の膝を痛めないことがわかりました。その後の10年間で、私は次第に高い強度でローイング・トレーニングができるようになってきましたが、腱炎・肉離れ・足首の捻挫など多くの障害を引き起こすランニングとは対照的に、ローイングは全く障害を引き起こしませんでした」

（樋口満『ローイングの健康スポーツ科学』市村出版より引用）

欧米のフィットネスジムには、「ローイング・エルゴメータ」と呼ばれる本格的な器具が導入されていますが、日本ではボートクラブ以外ではまだ普及していません。

そこで最近開発されたのが、コンパクトで騒音もなく、外部電力も必要としない"e-Rowing®"というマシンです。運動データをパソコンに転送すれば、ソフト処理してグラフや画像などで分かりやすく示すことができ、結果が「見える化」されれば、さらにモチベーションもアップします（株式会社 e-Rowing　e-mail:e-rowing@lily.ocn.ne.jp　HP:hdb.health-rowing.com/index.html）。

市販のゴム状のチューブを使えば、ローイングと同じ効果のトレーニングが自宅でもで

自宅でもできるチューブを使ったローイングエクササイズ

（1セット：①〜④の動作を1分に20回くり返し、5分間続ける）×1日2セット

① 床に厚めの座布団やクッションを置き、
その上に両脚をそろえて体育座りをします。
足の裏にチューブを引っかけます。
チューブをしっかり握り、肘をのばします。

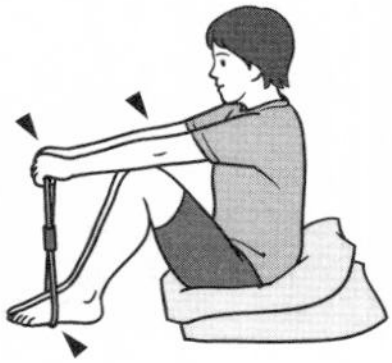

②「いち」のかけ声で両脚を前に蹴り出し、
同時に胸を張って両肘をうしろに引きます。
かかとが滑りにくいときは薄手の靴下をはきます。
脚と腕を同時に動かすのが
むずかしい場合は、脚の屈伸だけ、
腕の屈伸だけでもOK。

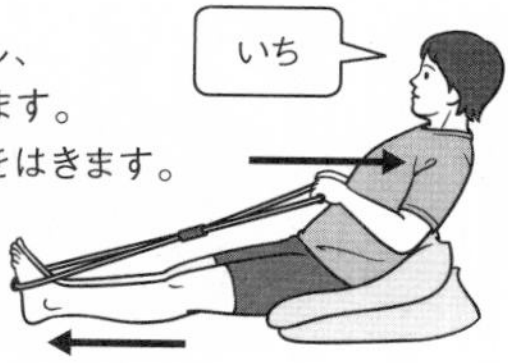

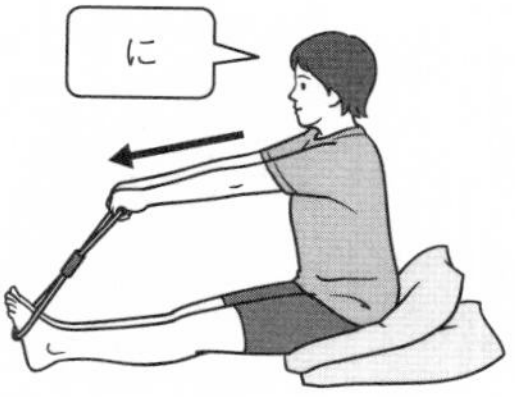

③「に」のかけ声で力を抜いて、
両肘をしっかりのばします。

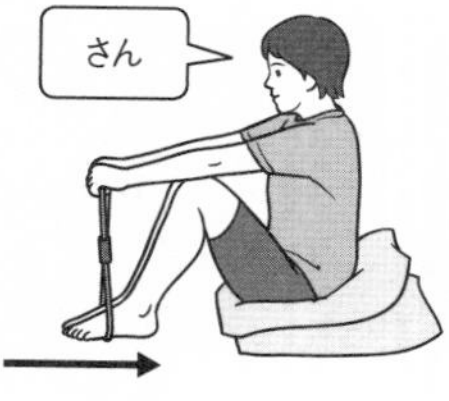

④「さん」のかけ声で、
両ひざをおなかに引き寄せるようにして
両脚を曲げます。
①〜④の動作をくり返します。

『ローイングの健康スポーツ科学』（市村出版）をもとに作成

きます（その方法は130ページの図参照）。

ローイングは、筋トレ的な要素によって筋量を増やし筋力を向上させるだけでなく、有酸素運動的な要素によって、体脂肪の減少、心肺体力の向上、肥満・動脈硬化・心筋梗塞・糖尿病といった生活習慣病の予防にもつながる可能性をもったエクササイズです。

また、座って行うので、ひざに大きな負担がかかりません。そのため、ひざに痛みなどを抱えているシニアの女性にとっても無理なくできます。

ローイングは、「女性は筋肉をつけなければいけない、男性は脂肪を減らさなければいけない」という本書のテーマにもマッチした安全で最強のトレーニングといえます。

日々続けたい下半身と体幹の筋トレ

これまで述べてきたとおり、加齢にともなう筋量の減少率が高いのは、上半身よりも下半身です。「老化は脚から」と昔からよくいわれてきましたが、足腰が弱くなればよろけたり、つまずいたりしやすくなり、転倒して骨折し、そのまま寝たきりになってしまうリスクがあります。それは、直立した姿勢を支える体幹の筋肉も同じです。

元気に自立した生活を送るためには、下半身と体幹の筋肉を優先して動かし、その機能が衰えてしまわないようにしなければなりません。

そこで行うのが、筋肉に負荷をかけて、筋量や筋力を増強する筋トレです。

筋トレでの注意点があります。

①　筋肉や関節に必要以上に負荷をかけず、痛みなどの症状が出ないようにする。
②　血圧が上昇しやすいので、高血圧の人は注意深く行う。
③　心臓の位置はできるだけ高くして行う（上半身はできるだけ起こす）。
④　ひざ痛、腰痛など、体に痛みがあるときは無理をせず、できれば控える。
⑤　負荷はできるだけ軽くして、長い期間続ける。

ここでは、荒木邦子博士（早稲田大学スポーツ科学学術院非常勤講師）がおすすめする、特に女性が筋肉をつけるのにふさわしい筋トレをいくつかご紹介しましょう。

1　下半身と体幹の筋力を高める万能トレーニング「スクワット」

スクワットは、脚（大腿四頭筋）やおしり（大殿筋・中殿筋）などの下半身の筋力や、腹筋群や背筋群など体幹の筋力を高めるだけでなく、基礎代謝の向上、シェイプアップの効果も期待できる万能トレーニングです。

動作が単純なので、自己流で取り組んでひざや腰を痛める人も多くいます。安全で効果的な方法をきちんと身につけましょう。

重要なのは、いかにひざ関節に負担をかけずに行うかです。スクワットの動作の回転軸はひざ関節ですが、その位置が前後に移動する距離が長いほど、ひざにかかる負担が増えます。「ひざを曲げる」というより「股関節を折りたたむ」とイメージすると、おのずとおしりがうしろに突き出る格好になります。

立って行うとき、慣れないうちは体がよろけてしまいがちですので、椅子の背やテーブルの両端に両手でつかまって行えば姿勢は安定します。

筋力を高める万能トレーニング「スクワット」の正しい方法

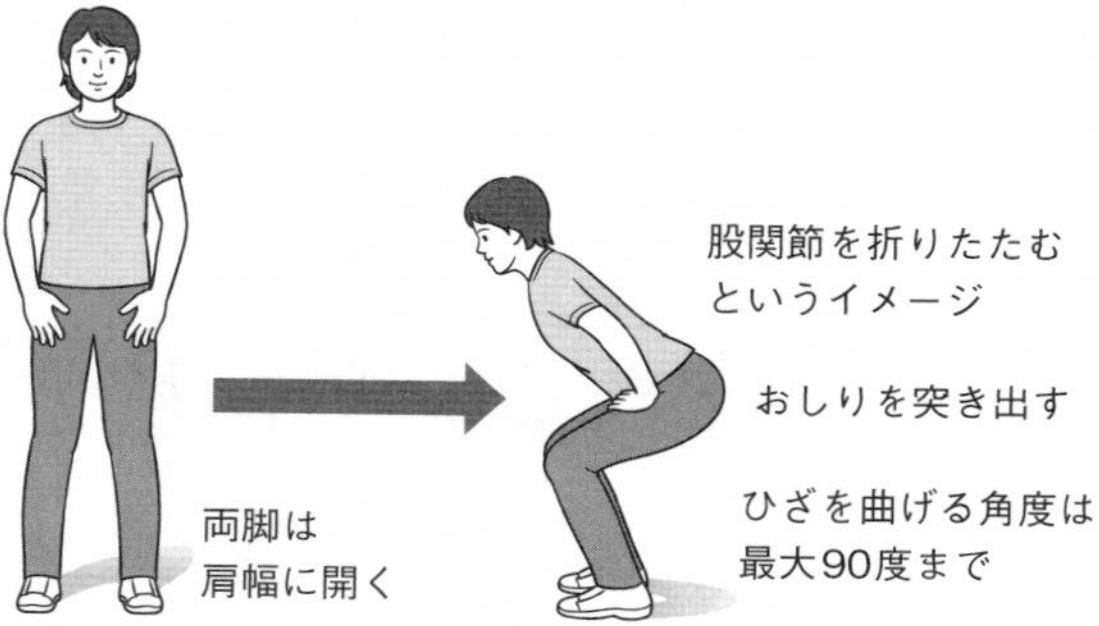
股関節を折りたたむ
というイメージ
おしりを突き出す
ひざを曲げる角度は
最大90度まで
両脚は
肩幅に開く

〈椅子を使ったスクワットも効果的〉

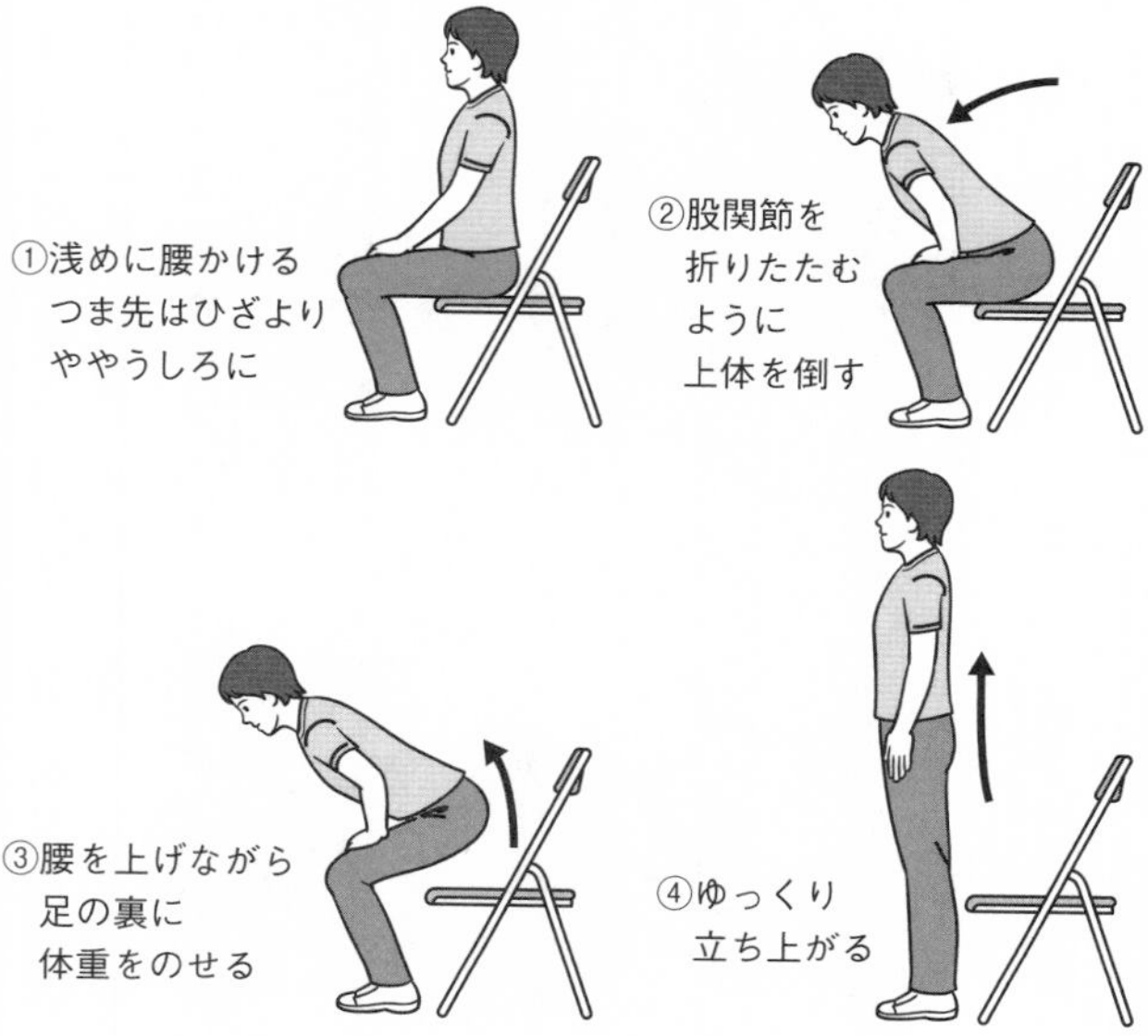

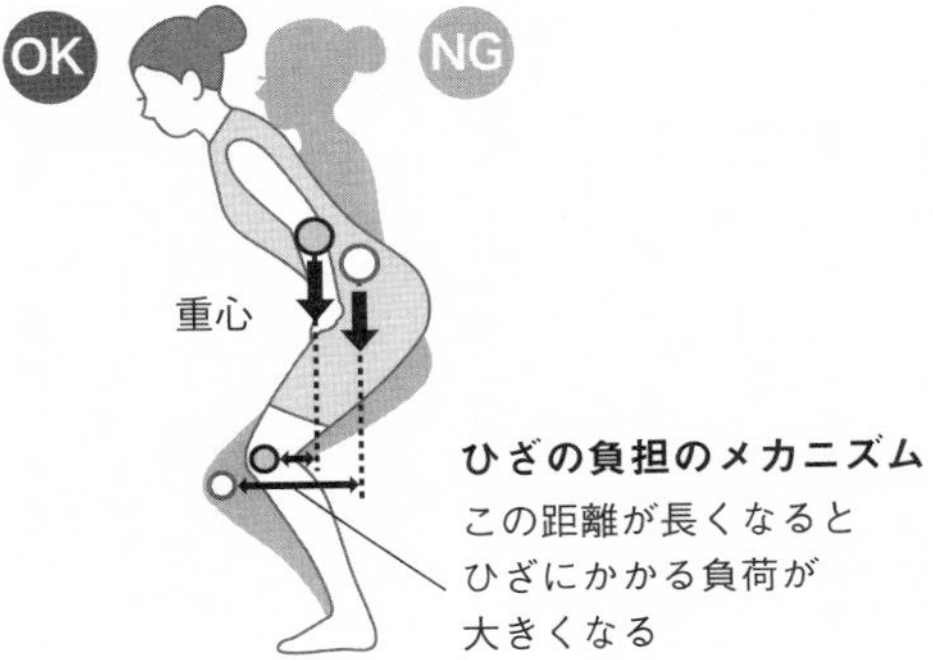
OK
NG
重心
ひざの負担のメカニズム
この距離が長くなると
ひざにかかる負荷が
大きくなる

このやり方はNG

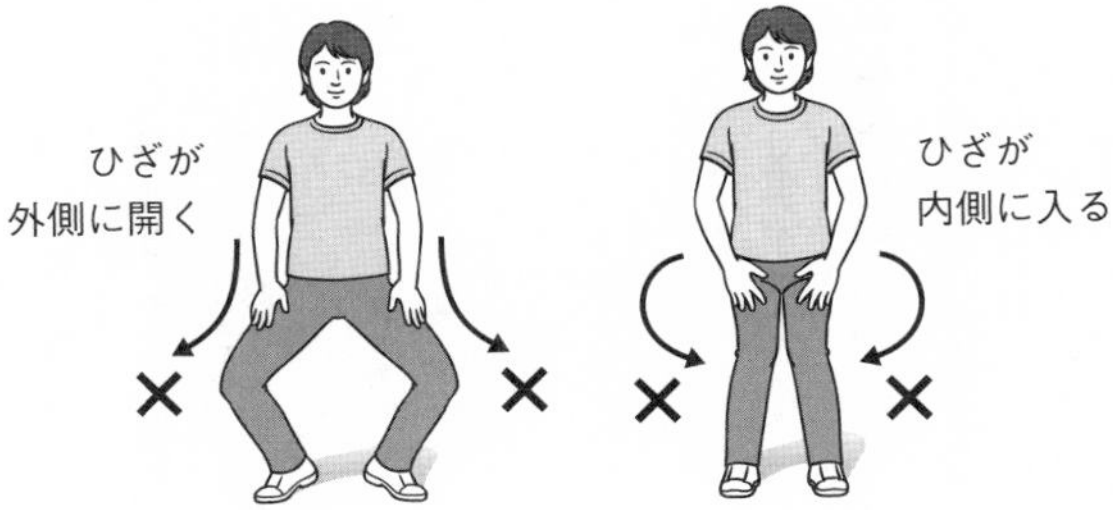
ひざが
外側に開く
ひざが
内側に入る

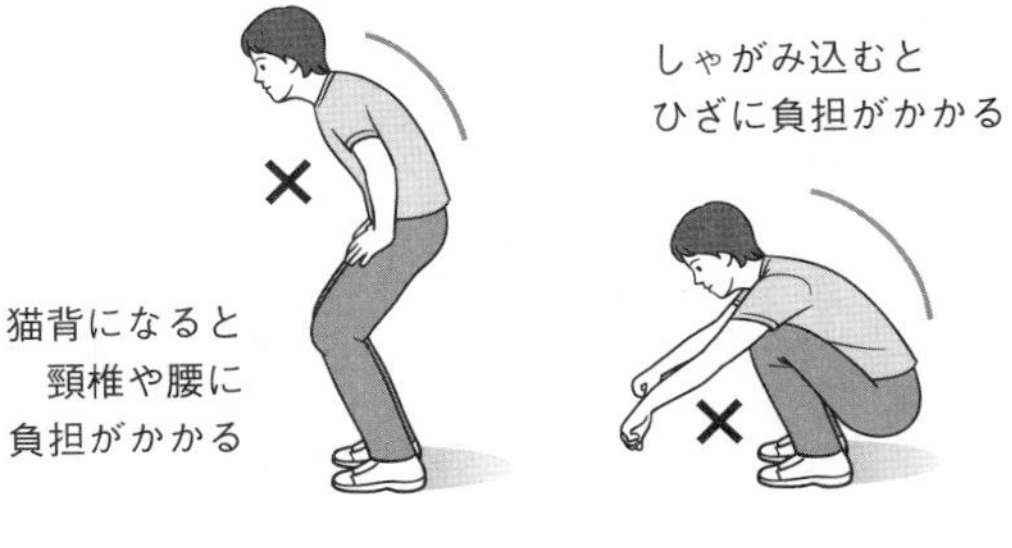
猫背になると
頸椎や腰に
負担がかかる
しゃがみ込むと
ひざに負担がかかる

［立ったままのスクワット］

① 脚を肩幅程度に開いて立ちます。

② 股関節を曲げながら、おしりをうしろに突き出すように重心を落としていきます。背筋はのばしたまま上体をやや前に傾けます。ひざは90度まで曲げます。

③ 立った姿勢にゆっくり戻ります。

［椅子を使ったスクワット］

① 椅子に浅めに腰かけて、つま先はひざより前に出ないように足を床に置きます。

② 股関節を折り曲げて上体を前に倒します。

③ 腰を上げながら足裏にしっかりと体重をのせます。

④ ゆっくり立ち上がります。その後、同じ動きを逆の順に行って静かに座ります。４拍で立ち上がり、４拍で座るリズムを保ちながらゆっくり行うと、筋肉への負荷が大きくなり効果的です。

立って行う場合、①〜③〜①の動きを1セットとして1日10セット程度、椅子を使って行う場合、①〜④〜①の動きを1セットとして1日5〜10セット程度行うのが理想ですが、回数が多すぎるとひざを痛めがちです。「毎日100セットは欠かさない」という勇ましい話も聞きますが、そういう人は屈伸が浅すぎるか、反動を使っているだけで筋肉の収縮が十分でない可能性があります。初挑戦の人はできるときに少しずつ、1回1回ていねいに取り組み、慣れてきたら1日2セット、3セットと増やしていくといいでしょう。

ひざが外側に開く、ひざが内側に入る、猫背になって頸椎《けいつい》や腰に負担がかかる、ひざを90度以上曲げてしゃがみ込む、これらはすべてNGです。鏡でフォームを確認してみましょう。

日常生活でのさまざまな動作で、股関節をたたむことを意識すると、ひざや腰への負担が軽くなります。

2 転倒予防に欠かせないおしりの筋力を高める

おしりには、大きく全体を覆っている大殿筋と、おしりの横側にあって脚をうしろや横

転びにくい体になるおしりの筋トレ

〈立って行う〉

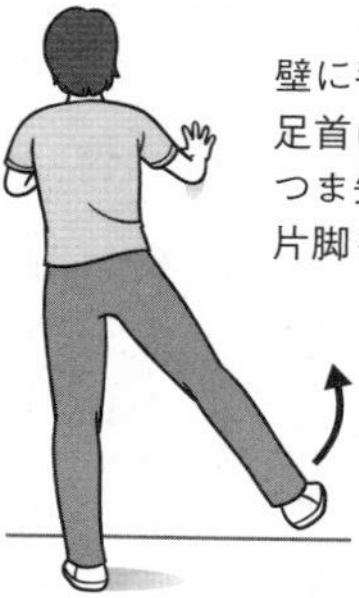

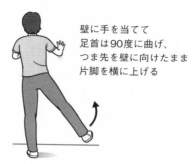

壁に手を当てて
足首は90度に曲げ、
つま先を壁に向けたまま
片脚を横に上げる

このやり方はNG

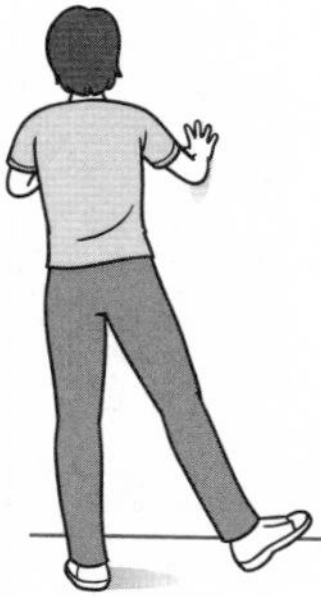

つま先が外を向いている

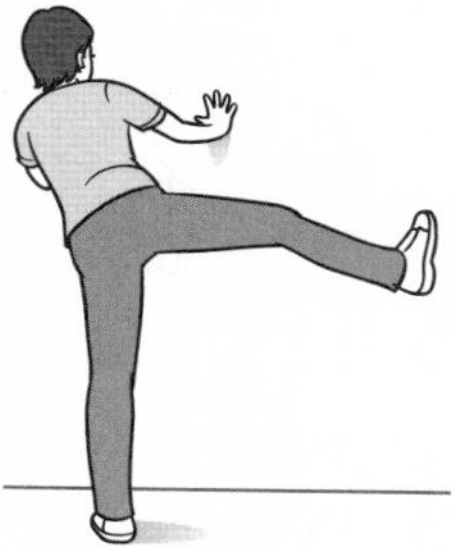

上半身が前や横に倒れ、
脚を高く上げすぎている

〈両手と両ひざを床に着けて行う〉

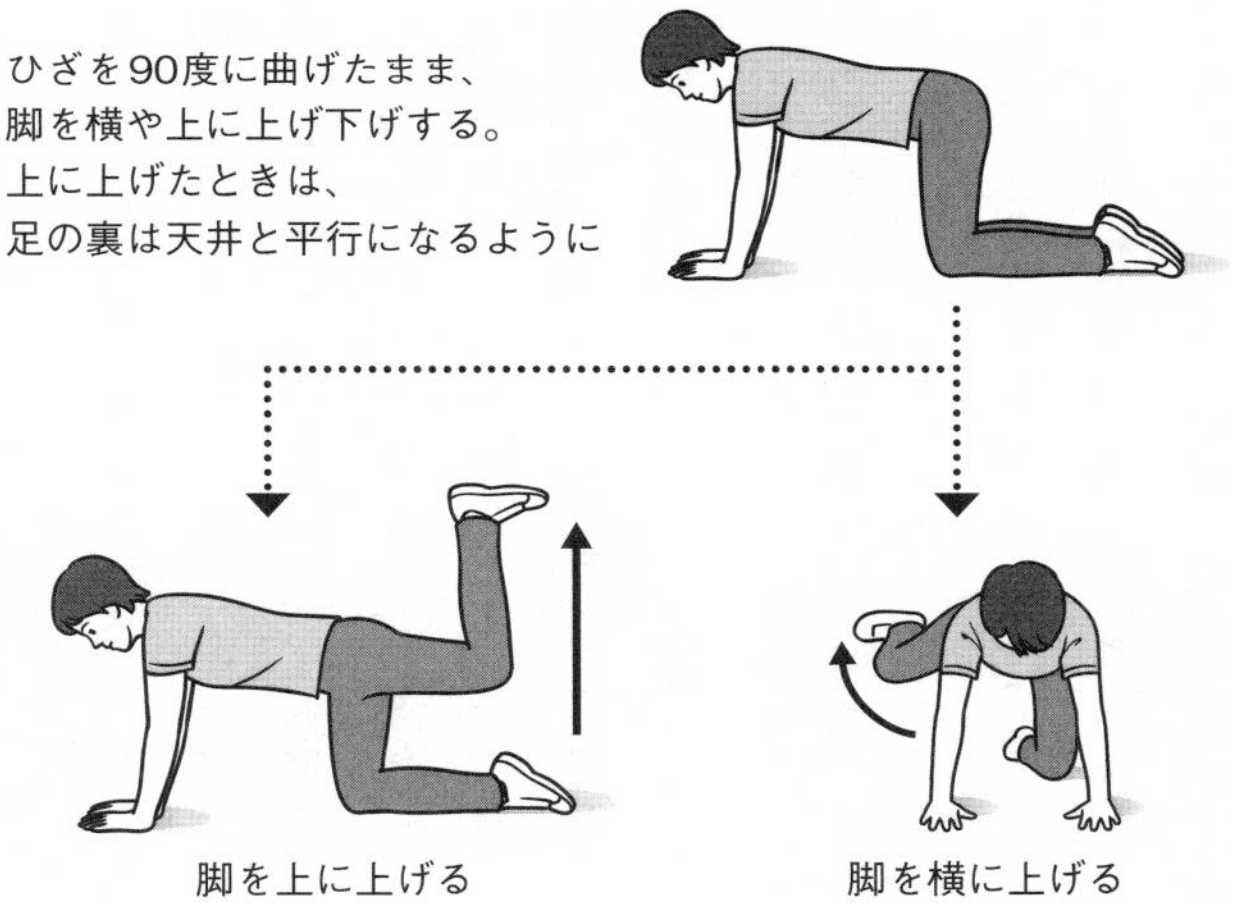

ひざを90度に曲げたまま、
脚を横や上に上げ下げする。
上に上げたときは、
足の裏は天井と平行になるように
脚を上に上げる
脚を横に上げる

に動かしたり股関節を支える中殿筋があります。特に骨盤と大腿骨を固定する中殿筋の筋力が低下すると、歩くときに骨盤が下がり、おしりを横に突き出す歩き方になり、転倒しやすくなります。

[立って行う（中殿筋に効果的）]

① 壁に手を当て、つま先を壁に垂直に向けて立ちます。

② 足首を90度に曲げたまま、片脚を横に上げます。左右交互に10回ずつくり返します。前かがみになる、つま先が外側に向く、脚を高く上げすぎるのはNGです。

[両手と両ひざを床に着けて行う（大殿筋に効果的）]

① 両手と両ひざを90度に曲げて床に着けます。このとき、首を前に突き出したり、おしりをうしろに突き出したり、背中が反ったりしないように注意します。

② ひざを90度に曲げたまま、片脚を横に上げたり下げたりする動作を行います。なるべくゆっくりと、4拍で上げて4拍で下げたら、もう片方の脚で行います。

③ ②と同じ方法で、次は片脚を上に上げたり下げたりする動作を行います。足の裏は天井に向けて水平に保ちます。左右交互に10回ずつ行います。

この筋トレは、背筋の強化にも効果があります。

3 直立した姿勢を保ち、力を発揮しやすくする体幹の筋力を高める

体幹の筋肉（体幹筋）は、体の軸として直立した姿勢を保つほか、上半身と下半身の動きを連動させる大切な役割を担っています。体幹の筋力が低下すると、腹圧が下がって下

体幹の筋力を高める

〈体を横に倒す〉

深く腰かけて
胸元に両手を添える。
おしりが浮かないように
上体を左右にゆっくり倒す

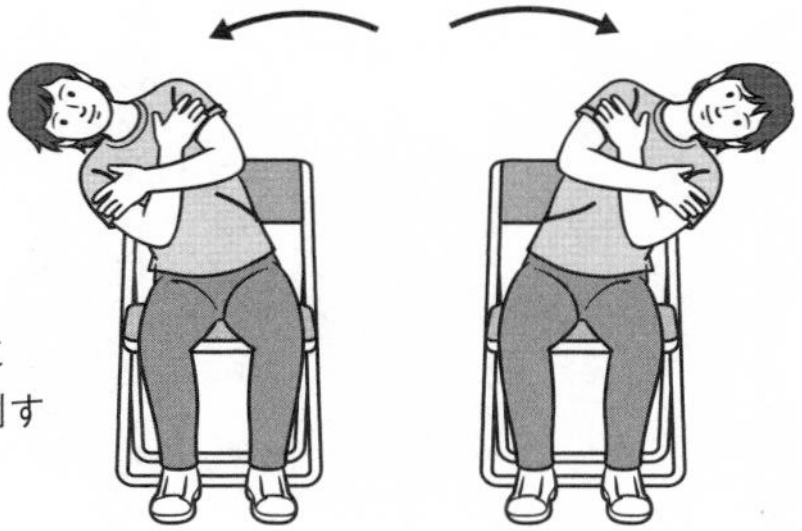

〈体をひねる〉

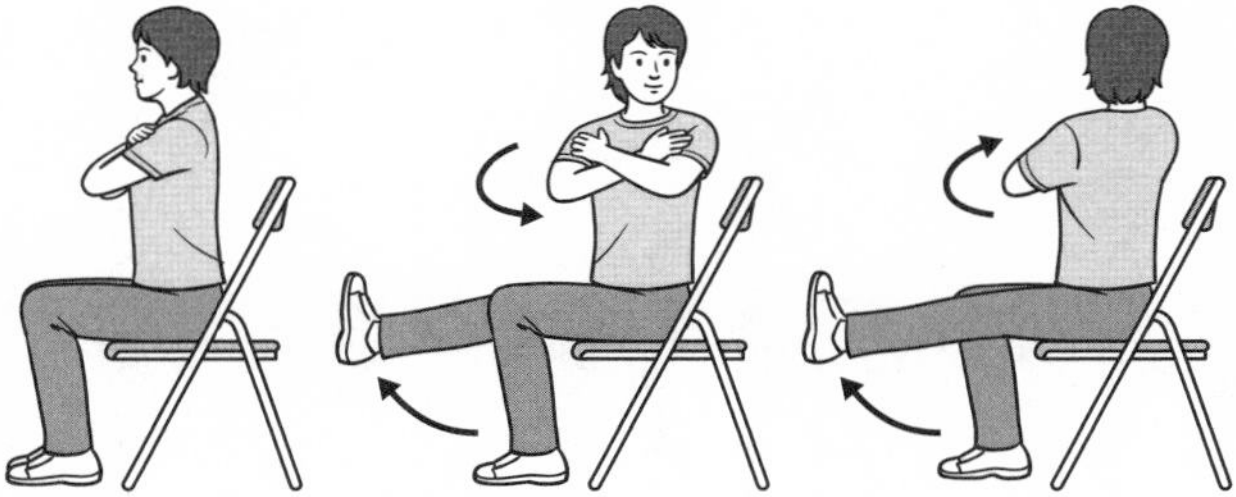

深く腰かけて胸元に両手を添える。
片脚をのばし、上体を反対側にひねる。足首は90度に曲げる

腹部がボッコリと突き出たようになるほか、体形の崩れによる腰痛、内臓機能や基礎代謝の低下を招き、免疫力も低下して疲れやすい体になってしまいます。おなかまわり、背中まわり、腰まわりの筋力を高めて、力を発揮しやすい体をつくりましょう。

［体を横に倒す］

① 椅子に深く腰かけます。
② 胸元に両手を添えて、上体を左右にゆっくり倒します。このとき、おしりが浮かないように注意します。左右交互に10回ずつ行います。

[体をひねる]

① 椅子に深く腰かけます。
② 片脚を浮かせて前にのばしながら、のばした脚と反対側に上半身をひねります。このとき、足首は直角に、つま先が上を向くようにします。片脚をのばしたまま、4拍でひねり、4拍で戻るように、左右交互に10回ずつ行います。

ひねりながら上半身がのびあがるようなイメージで、ゆっくりていねいに行うのがポイントです。

4　筋肉をほぐして柔軟性を高める

筋肉がこわばった状態が続くと、体のゆがみや傾きが生じます。無理に筋肉をのばそうとするのではなく、心地よい感覚を保ちながら行うように心がけましょう。

[おしりの筋肉をほぐす]

① 椅子に深く腰かけ、片脚を曲げて両手でひざを軽く抱えます。

② 抱えたひざを手前に引き寄せようとする動きと、その脚を床に下ろそうとする動きを同時に行います。

③ 息を吐きながら②の動きを5秒ほど行ったら力を緩め、脚を床に下ろします。左右3回ずつ行います。

くり返すうちに、ひざを引き寄せやすくなるのを実感するでしょう。

[太ももの裏の筋肉をほぐす]

① 椅子に深く腰かけ、片足の裏にタオルをかけます。

腰やひざの柔軟性を取り戻す

〈おしりの筋肉をほぐす〉

両手で片脚のひざを抱えて
引き寄せる動きと、
その脚を床に下ろそうとする
動きを同時に行う

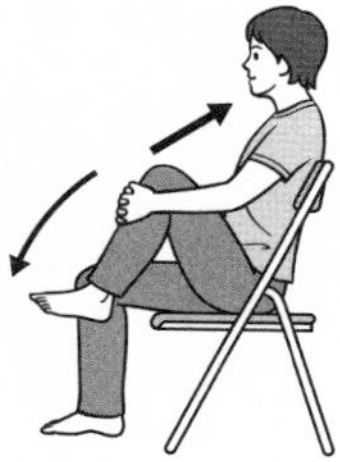

〈太ももの裏の筋肉をほぐす〉

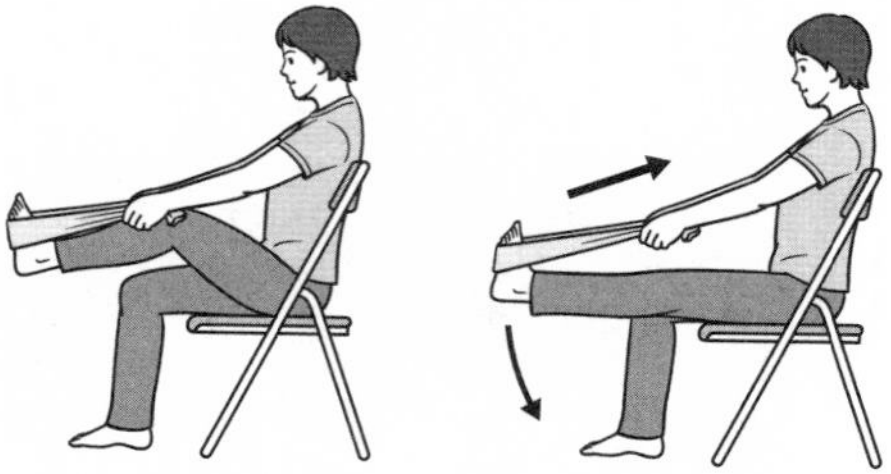

タオルを足裏にかけ、引き寄せる動きと、
その脚を床に下ろそうとする動きを同時に行う

くり返すうちに、
少しずつ脚が高く
上がるようになる

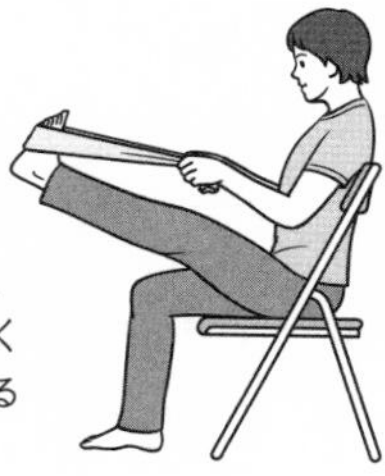

② タオルを手前に引き寄せようとする動きと、その脚を床に下ろそうとする動きを同時に行います。

③ 息を吐きながら②の動きを5秒ほど行ったら力を緩め、脚を床に下ろします。左右3回ずつ行います。

くり返すうちに太ももの裏の筋肉がほぐれて、脚が上がりやすくなるのを実感するはずです。

どの動作も、1回ごとに一呼吸入れるくらいの余裕をもち、リラックスして取り組みます。

筋トレと有酸素運動をミックスした「サーキット・トレーニング」

「サーキット・トレーニング」をご存じでしょうか。

これは、目的に応じて選んだいくつかの筋トレと有酸素運動を交互に、カーレースのサーキットのように何周かくり返すトレーニング法です。筋トレと有酸素運動を組み合わせることから、「コンバインド・エクササイズ」とも呼ばれます。

何周するかによって異なりますが、1回あたりのトータルの時間は、最後のストレッチを含めて30分が目安と、短時間で終わらせることができます。

筋トレを15〜30秒程度行ったら、次に20〜30秒の有酸素運動（軽い足踏み）を行い、再び別の筋トレに移る流れをくり返すため、特定の部位にだけ疲労がたまることがなく無理なく続けられます。

また、途中で体を休めることなく続けて行うのも、このトレーニングの大きな特徴です。筋トレで心拍数を上げたまま有酸素運動に入るので効率よく脂肪燃焼ができ、ウォーキングに比べて2・5〜3倍のカロリー消費量があるため、長く続けると脂肪が燃焼しやすい体になるというメリットがあります。

筋肉をつけたい女性にも、内臓脂肪を減らしたい男性にもうってつけです。

サーキット・トレーニングのさまざまな効果

科学的に検証されたサーキット・トレーニングの効果は、次のとおりです。

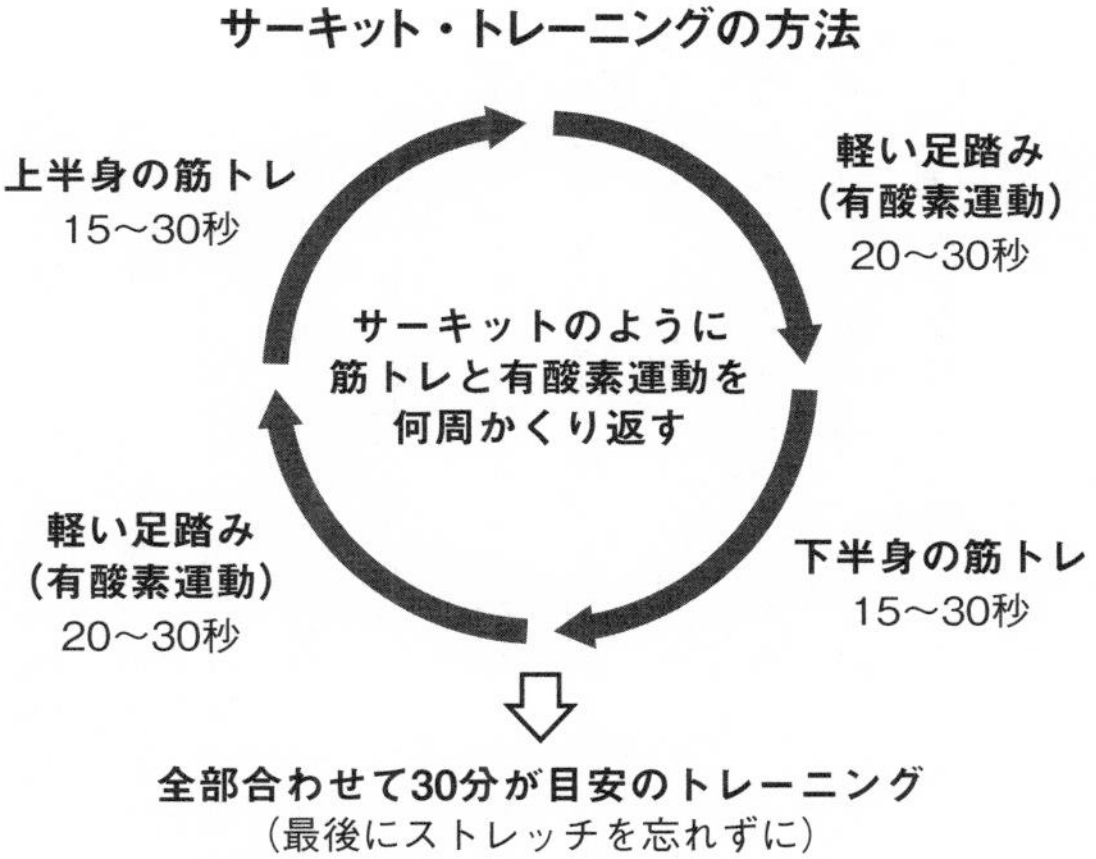

カーブスジャパンHPの図を参考に作成

1つは、糖尿病との関係です。女性だけを対象にした健康体操教室「カーブス」を全国で展開している株式会社カーブスジャパンと国立健康・栄養研究所が、20歳以上の女性1万680人（平均年齢57・8歳）を対象に行った共同研究では、2型糖尿病の発症率が最大で約40％低下しました。

カーブスジャパンが実施しているサーキット・トレーニングの内容は、筋トレと有酸素運動を30秒ずつ24分間くり返し行い、最後の6分をストレッチにあてるというものです。頻度も週1回程度よりも週3回以上のほうが予防効果は高いことが判明し、2型糖尿病の有効な一次予防の手段である可能性が高いと結論づけています。

また、体脂肪量の減少、収縮期血圧・空腹時血糖・動脈硬化度の低下傾向もみられ、生活習慣病の予防につながる可能性が示されています。

さらに、認知機能との関係も検証されました。東北大学加齢医学研究所とカーブスジャパンの共同研究で、60歳以上の男女を対象に4週間のサーキット・トレーニングを行う群と行わない群に分けて調査したところ、実行機能、エピソード記憶、処理速度のすべての認知機能で、トレーニングを行った群に向上がみられました。

実行機能は行動や思考を制御したり実行したりする能力、エピソード記憶は個人が体験した日々の出来事などの情報を覚える能力、処理速度は限られた時間内で多くの作業を行う能力のことです。

認知機能の低下は、シニアの日常生活を困難にします。サーキット・トレーニングによる認知機能の改善や認知症の予防効果が期待されています。

サーキット・トレーニングを自宅でも試してみる

トレーニングの効果はすぐにあらわれるというものではなく、途中でやめてしまってはそれまでの努力の甲斐《かい》もなく水の泡となってしまいます。

効果を実感するまで少なくとも2~3カ月、無理なく続けるために、このサーキット・トレーニング（コンバインド・エクササイズ）の方法を自宅でも試してみてはいかがでしょう。

たとえば、本書130~145ページや、前著『体力の正体は筋肉』で紹介したいくつかの筋トレのなかから、目的に合ったものを選びます。筋トレにかける1回分の時間は、強度によりますが、30秒でも60秒でも100秒でもかまいません。途中で体を休めることなく（ここがポイント）、筋トレと有酸素運動（20~30秒の足踏み）を交互に行い、何周かくり返したら最後にストレッチの時間を加えて、トータルで30分以内に収めるようにします。

実は、筋トレだけを定期的に行っている人の血管の壁（内皮）は、有酸素運動を定期的に行っている人や運動をまったくしない人に比べて厚みが増し、柔軟性が失われているという研究報告があります。特にアスリートに近い高強度の筋トレを続けていると、動脈硬化につながりやすいことが示されています（118ページ）。そのことに気づかず、さらに筋トレだけを続けていると急激な血圧の上昇にもつながり、とても危険です。

筋トレと有酸素運動を組み合わせたトレーニングでは、こうしたマイナスの影響は認められていませんので、ぜひおすすめします。前述のローイングも、同じ効果があることが報告されています。


すべてのトレーニングに共通していえることですが、少しでも痛みを感じるときや気分がすぐれないなど体調不良のときはけっして無理をせず、過信せず、安全に行うことを心がけましょう。水分の補給も忘れずに。

定期的に医療機関でメディカルチェックを受け、トレーニングを行っていい体なのか、どのトレーニングならどのくらいの頻度や強度で行っていいのかを確認するよう、ぜひお願いしたいところです。

脂肪を減らし全身持久力をつけるウォーキングのバリエーション

有酸素運動の定番といえば、いつでも、どこでも、だれでも、お金をかけずに手軽にできて長続きしやすいウォーキングです。

抗重力筋で直立姿勢を保ち、両脚を「振り子運動」のように前後に動かすことで、下半身や体幹のさまざまな筋肉が動員されます。

使われる骨格筋のタイプは、瞬発的な動きに使う速筋線維よりも持続的な動きに使う遅筋線維がメインです。したがって、筋トレの効果を期待するのはむずかしいのですが、全身持久力を高め、内臓脂肪を減らし、メタボの診断基準である脂質代謝異常、高血圧、高血糖を改善し、ストレスの解消にまでつながるウォーキングの効果はだれもが認めるところです。

そこで、これまでのオーソドックスな方法をベースにした新しいウォーキングを3つご紹介します。

・インターバル速歩

「ややきつい」と感じる程度の「サッサカ歩き」の3分間と、息を整える「ゆっくり歩き」の3分間を交互にくり返すのがインターバル速歩です（インターバル速歩は、NPO法

インターバル速歩の歩き方

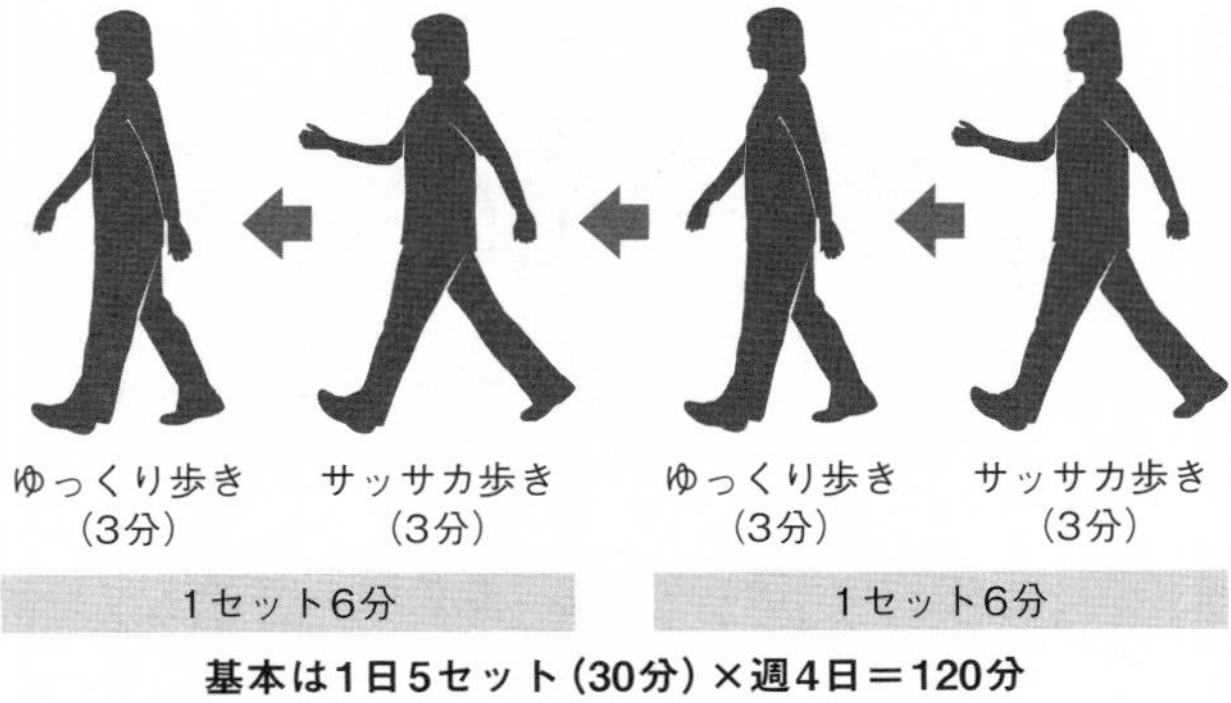

NPO法人熟年体育大学リサーチセンターのHPをもとに作成

人熟年体育大学リサーチセンターの登録商標です）。

「サッサカとゆっくり」を1セットとして6分、それをできれば1日5セット（30分）、週4日以上行うのが望ましいとされています。

しかし、一度にまとめて5セット行うのは無理という人は、通勤途中や昼休み、買い物や犬の散歩のときなど、できるときに分散して行い、1日でトータル5セットになっていれば問題はありません。

インターバル速歩の開発の中心、能勢《のせ》博特任教授（前信州大学大学院医学系研究科スポーツ医科学講座教授）によれば、長野県松本市で行った長寿健康社会の達成を目指す産官学の共同プロジェクトにおいて、1日1万歩のウォーキングだけでは体力向上の効果は得られませんでした。

そこで、個人の最大体力の70％以上の負荷がかかる運動を、一定頻度、一定期間加えると効果があるという運動生理学の基本理論に着目し、速歩を取り入れる方法を編み出したといいます。

最大体力の70％以上の負荷とは、「ややきつい」と感じ、胸がドキドキして少し息がはずむ程度のペースのことで、息があがってはいけません。わざわざ心拍数を測らなくても、個人の感覚で行ってもかまいません。

インターバル速歩を続けると、汗をかきやすくなり、個人差はありますが、2週間程度で体重が減りはじめ、軽快に歩けるようになります。3カ月ほどで疲れにくくなり、5カ月も続ければ、血圧、血糖値、ＢＭＩなどの数値が改善される人もいます。それだけでなく、うつ病の運動療法として取り入れたところ、うつ傾向にも改善がみられました。

歩くフォームは、ふだんより歩幅は大きめにする、かかとから着地する、あごを引いて少し遠くを見る、背筋はのばす（前かがみにならない）、ひじは90度に曲げるといったことに気をつけること。どこかに痛みがあるときは、それが悪化しないのなら、むしろ続ける

ノルディック・ウォークの歩き方

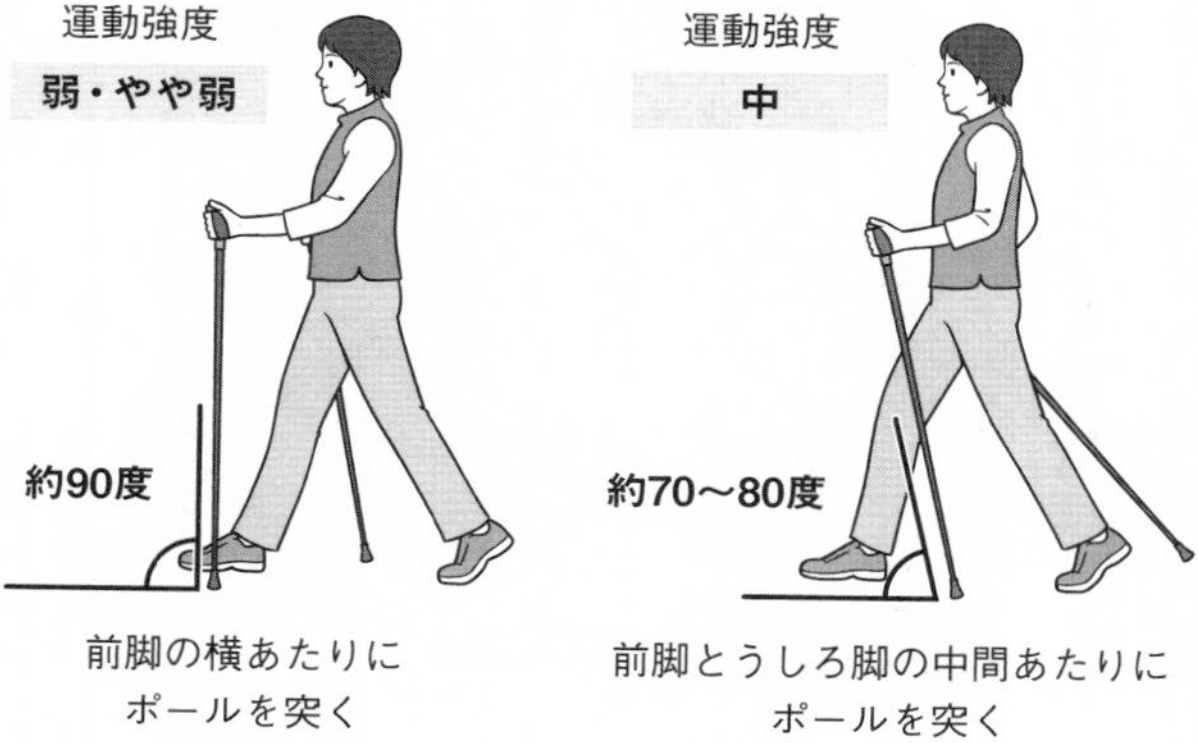

一般社団法人全日本ノルディック・ウォーク連盟HPをもとに作成

ほうが症状は改善されます。もし、悪化するようなら、歩く速度を弱める、頻度を下げるなどの工夫を行って様子をみます。

それでも中止を余儀なくされる場合は、しばらくの間、自転車運動や水中運動など別の運動を行い、症状が改善したら再度インターバル速歩を試みます。痛みを理由に運動をやめてしまうと、筋萎縮が促進され症状がかえって悪化してしまいます。

・ノルディック・ウォーク

スキーのストックのような専用のポールを両手に持って、地面を突きながら歩くのがノルディック・ウォークです。

北欧フィンランドで盛んなクロスカントリースキーの選手たちが、夏に体力を維持・強化するためのトレーニングとして行っていた「スキーウォーク」が改良されて、歩行運動として生まれかわったものです。

ウォーキングは、脚や体幹の筋肉をおもに使いますが、ノルディック・ウォークはポールを使うので腕や上半身の筋肉も加わり、ほぼ全身を使った有酸素運動といえます。同じスピードで歩いた場合、1時間あたりのエネルギー消費量は、ウォーキングの約280キロカロリーに比べてノルディック・ウォークは約400キロカロリーと約30～40%も多いので、脂肪燃焼にはとても効果的です。

また、ポールで地面を突くようにして歩くので体の一部を支えることになり、ひざの関節への負担が軽減されるため、長時間歩くのにも向いています。

はじめるにあたっては、まず専用のポールが必要です。シャフトの長さは調節でき、立てたときにへその高さになるようにするのが一般的です。

中強度で歩く場合、踏み出した脚とは反対側の腕を曲げて前に出し、持ったポールは斜めうしろ、前脚とうしろ脚の中間あたりを突きます。地面との角度は、約70～80度です。

シニアや、ひざなどに障害のある人、リハビリ中の人は、弱・やや弱の強度で歩くとよいでしょう。ポールは踏み出した脚の横あたりを、地面に約90度に突くようにすると運動の強度は弱まり、体に負担がかかりにくくなります。

ノルディック・ウォークは、ポールを持つことにより、通常のウォーキングと比べて歩幅が広がることに優位性があります。腕をしっかり前に出すように心がけると、歩幅は必然的に広がります。

東京都健康長寿医療センター研究所の谷口《たにぐち》優《ゆう》研究員によって、歩幅と認知機能低下のリスクとの関係が公表されています。歩幅が広い群を1とした場合、歩幅が狭い群のリスクは約3倍となり、広い歩幅が特徴のノルディック・ウォークが注目される根拠にもなっています。

長いポールを持っているので、まわりの人には細心の注意を払い、人混みでは絶対に行わないようにしましょう（一般社団法人全日本ノルディック・ウォーク連盟ホームページ https://www.nordic-walk.or.jp）。

・クアオルト健康ウォーキング

雄大な大自然の素晴らしさを満喫するだけでも山歩きの醍醐味《だいごみ》を味わえますが、そこに地形や気候を生かした病気の治療、健康づくりの効果が加わった歩き方が注目されています。

ドイツには、国が認定した「クアオルト（Kurort）」といわれる「療養地、健康保養地」があります。そこに滞在して行われる「気候性地形療法」は、森林や傾斜地と冷気や風などの気候の要素を利用した自然のなかの運動療法で、医療保険が適用されるほか、健康づくりにも活用されています。心筋梗塞や狭心症のリハビリ、高血圧や骨粗鬆症の治療、生活習慣病の予防、季節性の気分障害の改善などに効果があります。

その手法を基本にして日本に適応させた健康づくりが、「クアオルト健康ウォーキング」です。

特徴の1つは、ウォーキングの途中（上り坂）に心拍数を測定して、運動に慣れていない人は「160－年齢」、運動に慣れている人は「180－年齢」を目安に、個人の体力に合わせて歩く速度（運動強度）をコントロールしている点です。

もう1つの特徴は、ウォーキング中に皮膚温（皮膚の表面の温度）を感覚的に平均2℃下げた状態をキープする点です。首元を開けたり袖まくりをしたり、重ね着を減らすなど着ているものを調整して、腕にふれたときに「やや冷えてサラサラ」と感じるようにします。

クアオルト健康ウォーキングの効果は、科学的な検証も行われています。皮膚温を2℃下げることで心拍数が10拍ほど減少し、主観的な運動強度が低く感じられるようになります。ほかにも、有酸素運動による体脂肪率の低下、下肢筋力の向上による持久力のアップ、心理面では爽快感、リラックス感が向上し、不安感が低減するなど、ウォーキング後の気分の改善にも効果がみられたと発表されています。[*19]

このクアオルト健康ウォーキングによる確実な効果と参加者の安全を最優先するために、日本では認定されたコースでその体験ができます。ドイツのミュンヒェン大学アンゲラ・シュー教授から認定されたのは山形県上山《かみのやま》市で、5カ所8コースあります（上山市ホームページ　https://www.city.kaminoyama.yamagata.jp/site/kurort）。

また、シュー教授の指導を受け、ドイツの認定コースの基準をもとに日本クアオルト研究所が認定している「クアの道（健康の道）」が、2019年末で、上山市をはじめ全国には17自治体62コースあります。

歩くのを楽しみながら、リハビリや療養、健康づくりの成果を確かめてみてはいかがでしょう（日本クアオルト研究機構ホームページ　https://kurort.jp　日本クアオルト研究所ホームページ　https://www.kurort-japan.com）。

スポーツを観戦するだけでも健康に効果がある

運動トレーニングの効果は、言うまでもなく自ら行ってこそのものですが、スポーツを現場で生で見て楽しむことによっては得られないものなのでしょうか。

そうした疑問のもとに、２０１６年３月から、株式会社西武ライオンズ、所沢市など近隣の自治体、早稲田大学が共同で、65歳以上の男女を対象に調査を行った結果、プロ野球の観戦がシニアの健康によい効果をもたらしていることが、はじめて科学的に証明されました。

プロ野球を１回観戦した効果については、平常時に比べて、観戦直前では安静状態を示す「ゆったりした、平穏な」といった一般感情尺度が高まり、観戦直後では主観的幸福感が高まりました。

定期的にプロ野球を観戦した効果についても、約2カ月間自由に観戦できる「観戦群」は、観戦を控えていた「対照群」に比べて、認知機能（思考や行動を制御する）や抑うつ症状が改善されていることが確認されました。

ポイントは、球場や競技場に足を運んで、生でスポーツを観戦することにあります。熱狂や興奮といったスポーツ観戦のさまざまな刺激をじかに受ければ、体も心もリフレッシュできるとだれもが思っていることが、科学的に実証されたわけです。

第6章　健康効果を高める栄養と食事パターン

新たに分かった食事と健康の関係

日々を健康に、何歳になっても自立して暮らせる体力をつけるためには、運動トレーニングと食事がセットで大事であることは周知の事実です。

体を動かさずに怠けていたら、摂取したエネルギー源は消費しきれずに余ってしまい脂肪として体に蓄積されるばかりで、肥満や生活習慣病などの疾患につながります。

いっぽう、食事によって筋肉を動かすエネルギー源をきちんと摂取しなければ体は動きませんし、そもそも生き物は食べることなしに生きてはいけません。運動トレーニングと食事は、どちらもおろそかにできない車の両輪のようなものです。

前章では運動トレーニングについてふれましたので、本章では人々の健康を支えるのに重要な役割のある食事について話を進めていきます。

一口に食事といってもただおなかを満たせばいいというものではなく、健康との関連においてはさまざまな視点が考えられます。

これまで行われてきた多くの研究では、1つひとつの栄養素が個別に健康にどのような影響を与えているかについて検討されてきました。

しかし、私たちの日々の食事では、1つの食品、1つの栄養素が食卓にのるわけではありません。多様な食品を組み合わせて口に入れ、そこに含まれる多様な栄養素が体内で相互に作用しているわけですから、健康との関連においても、食事は総合的に評価されなければなりません。

食事の総合的な評価方法の1つに、食品の摂取量や摂取頻度から、その主成分や因子の分析によって、食事をいくつかのパターンに分類する手法があります。

これまで日本人を対象に、食事パターンを使って、高血圧、糖尿病、メタボリックシンドローム、骨密度、身体機能、認知機能などの疾患や障害との関連は検討されてきましたが、腹部肥満と食事パターンとの関連についての研究は見あたりませんでした。

そこで、早稲田大学スポーツ科学学術院が中心となって行っている"WASEDA'S Health Study"において、40歳から79歳の中高年男女を対象に栄養食事調査を行いました。

52の食品や飲料を選び、それがどのように摂取されたかによって食事パターンに分類し、21種類の微量栄養素の摂取量について食事パターンとの関連で調べました。微量栄養素とは、微量であっても体の調子を整えるのに必要な栄養素で、各種ビタミンと必須ミネラルのことをいいます。

もっともヘルシーなのは「副菜重視型」食事パターン

その結果、中高年男女の食事パターンは、次の2つに分類されることが分かりました。

- 「副菜重視型」食事パターン

野菜、果物、海藻、きのこ、いも類の摂取量が多く、ごはんが少ない。

- 「晩酌型」食事パターン

魚とアルコールの摂取量が多く、パン、牛乳、菓子類が少ない。

さらに詳しくみていきましょう。

●「副菜重視型」食事パターンは野菜中心

1日に、なにをどれだけ食べたらバランスのいい食事になるかを決めた「食事バランスガイド」（農林水産省、厚生労働省）では、しっかりとってほしい食事の料理区分は「主食」「副菜」「主菜」「牛乳・乳製品」「果物」の5つに分類されています。


主食……糖質の供給源で、ごはん、パン、麺類などをおもに使った料理。

副菜……各種ビタミン、ミネラル、食物繊維の供給源で、野菜、いも、豆類（大豆を除く）、きのこ、海藻などをおもに使った料理。

主菜……たんぱく質の供給源で、肉、魚、卵、大豆、大豆製品などをおもに使った料理。

牛乳・乳製品……カルシウムの供給源で、牛乳、ヨーグルト、チーズなど。

果物……ビタミンC、カリウムの供給源で、みかん、りんごなどの果物。


この5分類のうち、1日の食事で不足しがちな副菜を重視し、主食のごはんを控え目にした、これまでの研究でのいわゆる「ヘルシー食」にあたる食事パターンが「副菜重視型」といえます。ごはんの摂取量が少ないのは、今回の調査対象となったシニアの米の摂取量が年々減少している状況を反映しているものと思われます。
糖質（炭水化物）の摂取比率は低く、たんぱく質と食物繊維の摂取比率は高く、ビタミンやミネラルなど微量栄養素のバランスがもっともよいという結果が出ています。

•「晩酌型」食事パターンは酒飲み好み

「晩酌型」の食事パターンは男性に多くみられます。たんぱく質が豊富な魚介類の摂取量が多い食生活です。

今回の調査では、アルコールの1日平均摂取量が男性で12g、女性で8gでした。その中で、「晩酌型」の食事パターンの特徴を示す男性は、アルコールの1日平均摂取量が約41gと、『国民健康・栄養調査』（厚生労働省）が示した生活習慣病のリスクを高める1日あたりのアルコール摂取量とほぼ同じレベルでした。こうしたことから、この食事パターンを、酒飲みが好む「晩酌型」と名付けました。

「晩酌型」では、脂質の摂取比率はもっとも低く、それは煮る・焼く・生でいただく魚料理が中心で、油を使った調理が少ないからではないかと考えられます。

微量栄養素も、魚に多く含まれているビタミンDの摂取量が目立つことから、魚を主菜とする食事パターンであるといえます。

調査結果を総合的にみると、「副菜重視型」は男女とも微量栄養素の摂取バランスがよく、特にこの食事パターンを重視する男性シニアの腹囲は小さく、内臓脂肪は少ないことが明らかになりました。こうしたことが、ヘルシーな食事パターンとして「副菜重視型」をぜひおすすめしたい理由でもあります。[*20]

「副菜重視型」の食事パターンは男性の内臓脂肪型肥満を防ぐ

内臓脂肪が過剰にたまる内臓脂肪型肥満はメタボリックシンドロームにつながり、重大な病気を発症するリスクを高めてしまうことはすでに書きました。

日本肥満学会によれば、BMI25以上で、ウエスト径（腹囲）は男性が85㎝以上、女性が90㎝以上を上半身肥満の疑いと判定し、そこに加えて腹部CT法による内臓脂肪面積が男女とも100㎠以上を内臓脂肪型肥満と診断するとしています。

「副菜重視型」食事パターンと内臓脂肪面積の関係

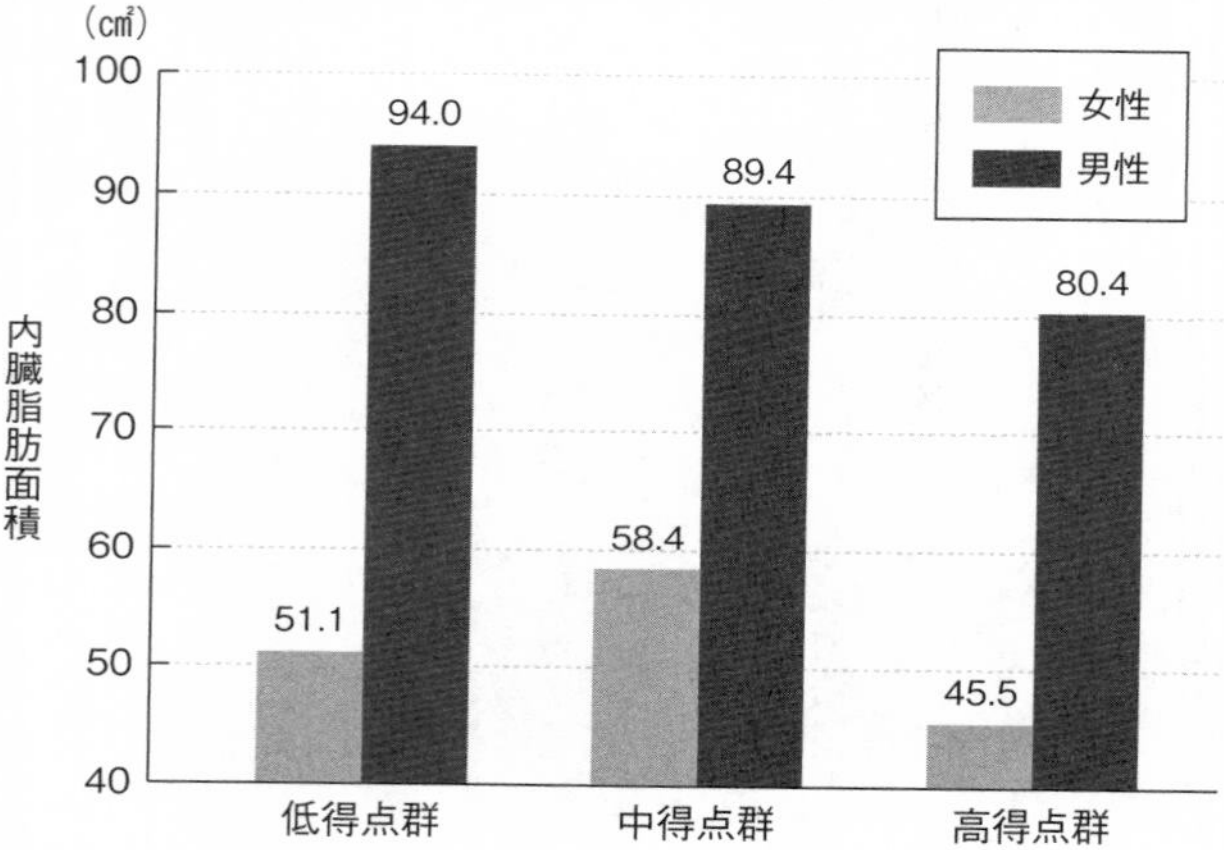

Ito et al., Nutrition, 2019

内臓脂肪型肥満につながる、上半身の腹腔内に脂肪が蓄積した人の割合は、『平成28年国民健康・栄養調査報告』(厚生労働省)によれば、40～74歳の男性は32・3%、女性は14・9%です。特に3人に1人と高い割合の男性にとっては、運動トレーニングと食事による適正な体重管理は今すぐにでもはじめなければならない問題です。

これまで、食事パターンとメタボリックシンドロームや糖尿病との関連についての研究は行われていましたが、内臓脂肪との関連についてはなかったため、今回の調査に加えることにしました。

その結果、「副菜重視型」のシニアの腹囲は小さく、内臓脂肪も少ないことが分かったわけです。たんぱく質や微量栄養素の摂取量が多いことがエネルギー代謝を活発にし、内臓脂肪の蓄積をおさえる働きがあったのではないかと考えられます。

ただ、「副菜重視型」と腹囲や内臓脂肪との関連が明らかにみられたのは男性のみで、内臓脂肪が男性より少ない女性には認められませんでした（168ページの図）。

シニア女性の体の変化と必要な栄養

男性にも女性にも、加齢とともにさまざまな体の変化があらわれます。体力が衰えて、「虚弱」という意味の「フレイル」という中間的な段階にいたるというお話は、すでに23ページでしました。

このフレイルに対する「しかるべき手立て」として欠かせないのも食事なのです。

• たんぱく質と筋肉

本書で、女性が今もっとも気にすべき健康課題は「筋肉をつけること」と掲げました。

筋肉をつけるとは、筋量を増やし、筋力を高めることです。

そのためには、運動トレーニングだけでなく、筋肉に必要な栄養素を食事からきちんととることが大切です。

特に欠かせないのは、筋肉や血液など体の組織や細胞をつくる働きをするたんぱく質ですが、「ひたすら、たんぱく質だけをとっていればいい」というわけではありません。

糖質、脂質、ビタミン、ミネラルといったほかの栄養素も、体の構成成分になるだけでなく、筋肉を動かすエネルギー源や代謝の調整といった重要な役割があり、バランスよく摂取する必要があります。

ところが、野菜、豆類、海藻中心の健康食がもてはやされ、朝食抜きや過度のダイエットによって食事量が減少し、近年、女性は30歳以上、男性は40歳以上のたんぱく質摂取量が減っているのは、由々しきことです。

少なくとも、1日のたんぱく質推奨摂取量（18歳以上の女性50g、男性60g）を確保する必要があります。171ページの表を参考にして、どんな食品にたんぱく質が多く含まれているかを知っておくと必ずプラスになります。

たんぱく質を多く含む食品

食品名	含有量(g)
肉類	
若鶏肉(ささ身)	23.9
若鶏肉(胸・皮なし)	23.3
豚肉(ヒレ)	22.2
豚肉(もも)	20.5
豚レバー	20.4
牛レバー	19.6
牛肉(もも)	19.2
牛肉(ヒレ)	19.1
若鶏肉(もも・皮なし)	19.0
鶏レバー	18.9
魚介類	
まぐろ(赤身)	26.4
かつお(春獲り)	25.8
しろさけ	22.3
まだい	20.9
あじ	19.7
まがれい	19.6
まいわし	19.2
あかいか	17.9
まだら	17.6
まだこ	16.4
ツナ(水煮)	16.0
ホタテ	13.5

食品名	含有量(g)
卵類	
鶏全卵(生)	12.3
野菜類	
枝豆	11.7
豆類	
大豆(乾)	33.8
納豆	16.5
木綿豆腐	7.0
絹ごし豆腐	5.3
豆乳	3.6
乳類	
プロセスチーズ	22.7
低脂肪牛乳	3.8
低脂肪無糖ヨーグルト	3.7

※すべて可食部100gあたりの含有量
『日本食品標準成分表2015年版(七訂)』(文部科学省)をもとに作成

女性もやはり、たんぱく質エネルギー比率と食物繊維量がもっとも高い「副菜重視型」の食事パターンを積極的に取り入れてみてはいかがでしょう。

・大豆イソフラボンと骨粗鬆症

すでに述べてきたように、加齢にともなう女性の体の変化に大きな影響を与えているのが、女性ホルモン・エストロゲンの分泌低下や閉経です。筋量の減少、体脂肪の増加、循環機能の低下、腸内環境の変化に加えて、もっとも著しいのが骨密度の低下です。

エストロゲンは、骨形成の役割をする骨芽細胞を活発にしますが、閉経期になるとその分泌は激減して骨密度が急激に低下するために、男性に比べて骨粗鬆症の発症リスクを約3倍にまで高めてしまいます。

骨は絶えず新陳代謝を行っているとすでに書きました（56ページ）が、この骨代謝に関連する栄養素は、カルシウム、リン、マグネシウム、ビタミンC、ビタミンD、ビタミンK、そしてたんぱく質です。このうちのカルシウム摂取量と骨密度は、発育期には正の相関関係がありますが、日本人を対象にした調査で、閉経後の女性にはその関係は認められないという報告があります。

そこで注目されるのが、閉経によるエストロゲンの減少を補うために、エストロゲンに似た働きをする大豆イソフラボン（大豆胚芽《はいが》に多く含まれるフラボノイドの一種）を摂取することです。

アジア人は欧米人に比べて虚血性心疾患やホルモン依存性の発がん率が低いこと、シニアの骨折率が約2分の1から3分の1と低いのは、アジア人の食事に大豆製品が多く含まれているのが一因と指摘する疫学調査があります。

なかでも、大豆イソフラボンは、エストロゲンと化学構造が似ていて、エストロゲン受容体に結合して弱いエストロゲン様作用を示し、骨量の減少を抑制しているという報告が数多くあります。

大豆イソフラボンを多く含む食品

食品名	平均含有量（mg/100g）
きな粉	266.2
揚げ大豆	200.7
大豆	140.4
凍り豆腐	88.5
納豆	73.5
煮大豆	72.1
味噌	49.7
油揚げ類	39.2
豆乳	24.8
豆腐	20.3

厚生労働省「大豆及び大豆イソフラボンに関するQ&A」をもとに作成

閉経後の骨粗鬆症モデル動物を使った実験でも、同じ結果が出ています。いずれも、大豆イソフラボンがエストロゲン受容体を介して破骨細胞の形成や活性を抑制する、天然の選択的エストロゲン受容体修飾因子である可能性を示しています。

食品100g中の大豆イソフラボンの平均含有量は、多いほうから、きな粉、揚げ大豆、大豆、凍り豆腐、納豆、煮大豆、味噌《みそ》、油揚げ類、豆乳、豆腐といった順です。[*21]

大豆イソフラボンのうち、「ダイゼイン」「ゲニステイン」の2つがおもな成分です。このうちのダイゼインが「エクオール産生菌」と呼ばれる腸内細菌によってつくり替えられた「エクオール」という成分が、エストロゲンと似た働きをしていることが近年の研究で分かりました。

しかし、腸内でエクオールを産生する能力をもつ日本人は約2人に1人、最新の研究では約3人に1人という報告もあります。また、大豆を毎日摂取しても腸内環境がすぐに変化するものでもありません。そのため、エクオールを直接摂取できる健康食品（サプリメント）も有効です。

れます。

・葉酸と貧血、動脈硬化、認知症

あまり聞き慣れない「葉酸」ですが、水溶性ビタミンの一種で、ビタミンB群に分類されます。

ホウレンソウの葉から発見されたので、ラテン語の「葉」を意味する"folium"と「酸」を意味する"acid"から「folic acid（葉酸）」と名付けられました。

葉酸といえば、妊娠中や妊娠を計画している女性に摂取が強くすすめられています。その理由は、葉酸がＤＮＡやアミノ酸の合成に関わる補酵素であり、母体が摂取することで胎児の正常な体づくりに役立つ重要な存在だからです。

葉酸は、ビタミンB_{12}とともに赤血球をつくる働きがあることから、「造血のビタミン」ともいわれています。その葉酸の欠乏がもたらすものとして知られているのは、「巨赤芽球性貧血」と呼ばれる悪性貧血です。ＤＮＡの合成障害が原因で造血機能に異常をきたし、骨髄で異常な巨赤芽球がつくり出されて大球性貧血を起こすというものです。

最近の研究では、葉酸とビタミンB_{12}の欠乏が、「ホモシステイン」というアミノ酸の血中濃度を高めることが分かっています。ホモシステイン値が高いと動脈硬化のリスクが高

葉酸を多く含む食品

動物性食品

食品名	含有量（μg/100g）
鶏レバー	1300
牛レバー	1000
豚レバー	810
うなぎ（きも）	380
うに	360
フォアグラ	220
イクラ	100
ホタテ貝	87
カキ	39

※フォアグラ（茹で）以外は生の場合

植物性食品

食品名	含有量（μg/100g）
枝豆	260
あさつき	200
アスパラガス	180
ブロッコリー	120
ホウレンソウ	110
オクラ	110
シュンギク	100
アボカド	84
モロヘイヤ	67

※アボカド以外は茹でた場合

『日本食品標準成分表2015年版（七訂）』（文部科学省）をもとに作成

まり、虚血性心疾患や脳卒中を起こしやすくなり、高ホモシステイン血症がアルツハイマー型認知症の原因となる可能性も示されています。

葉酸は、その名のとおり葉野菜に豊富に含まれています。可食部100gあたりの含有量は、多いほうから、枝豆、あさつき、アスパラガス、ブロッコリー、ホウレンソウ、オクラ、シュンギクといった順です（すべて茹《ゆ》でた場合）。

実は、葉酸は動物性食品にも多く含まれていて、特にレバーの含有量は驚くべき値です。多いほうから、鶏レバー、牛レバー、豚レバーの順で（いずれも生）、ほかにも、うなぎ（きも）、うに、フォアグラ（茹で）、イクラ、ホタテ貝、カキなどに多く含まれています。

葉酸は水溶性ですから過剰摂取しても排泄《はいせつ》されるために過剰症にはなりませんが、推奨される摂取量は50～69歳の男女ともに240μg/日で、耐容上限量1000μg/日を超えないようにします。

「なにを食べるか」だけでなく「いつ食べるか」も考える

ここまで、食事についてもっとも大事な「なにを食べるか」について書いてきましたが、少し角度を変えて、「いつ食べるか」についてふれることにします。

私たちは、シニアの男女200人を対象に、朝型夜型タイプと肥満、食生活の状況、身体活動との関連について調査しました。

対象とした年齢層に夜型タイプの人はほとんどいなかったため、明らかな朝型（超朝型）・やや朝型・中間型の3群に分けて調べたところ、意外にも、明らかな朝型タイプの男性のBMI値（肥満の指標）は、ほかの2群に比べて高いことが分かりました。

その理由として、早寝早起きの生活習慣をもつ明らかな朝型タイプの人は、夕食と就寝との間隔が短くなりがちで、そのことがＢＭＩ値を高めている可能性が考えられます。

食事をしたあと、食べ物は胃や十二指腸で消化され、糖や脂肪酸は小腸で吸収されて、エネルギー源として血液中に放出されます。

日中に比べて就寝中のエネルギー消費量は少ないため、夕食後すぐに寝てしまう人は、血液中のエネルギー源が消費されにくく、それが肝臓で回収されて中性脂肪に再合成され、内臓脂肪や皮下脂肪として蓄えられてしまうのです。「夜、食事をしてすぐに寝ると太る。少なくとも3時間はあけなさい」という昔からの言い伝えが、今回の調査で証明されたことになります。

ただ、明らかな朝型タイプでＢＭＩ値が高くなるのは男性だけで、女性には認められませんでした。女性は夕食後も家事に時間を取られることが多く、早く寝ることができないからでしょうか。

肥満の予防には、夕食をとってから寝るまである程度の時間はどうしても必要で、それがむずかしい人は、補食をおすすめします。午後5〜6時くらいに果物やヨーグルト、カップスープなどで軽く栄養補給をして空腹をしのぎ、その分夕食の量を減らしてドカ食いを防ぐとともに、夕食もなるべく消化のいいものを食べるようにするとよいでしょう。

食事が体内時計を調整する――「時間栄養学」という研究

「いつ食べるか」についても、とても興味深い研究があります。

それは、「体内時計」の調整に食事が重要な働きをしているという、食事と摂取する時間との関連にフォーカスした「時間栄養学」という分野で、早稲田大学理工学術院の柴田重信教授はその第一人者です。

私たちは、時計を見て今何時かを知ることができますが、実は体のなかにも時計をもっています。それが、1日約24時間のリズムを刻みながら、睡眠や覚醒、血圧や体温の調節、ホルモンの分泌など、生体の1日のリズム周期を制御する「体内時計（circadian alerting signal)」と呼ばれるものです。

体内時計は、ヒトをはじめ地球上のほとんどの生き物に存在します。体内時計を生み出す遺伝子とそのメカニズムの発見によって、2017年、3人のアメリカ人研究者にノーベル生理学・医学賞が授与されています。

体内時計を形づくっているのが、複数の時計遺伝子です。生殖細胞を除いた全身の細胞に存在し、そのすべてを脳の視床下部の一部である視交叉上核《しこうさじょうかく》がコントロールしています。

この体内時計が不調になると、睡眠障害、代謝障害、免疫・アレルギー疾患や、がんの発症にもつながることが分かっています。

ヒトの体内時計の周期は、1日24時間ではなく少し長くなっています。それを、ピッタリ24時間に合わせるために、毎朝リセットしなければなりません。そのために必要なのが、光と食事による刺激です。

主時計は、朝の光を受けて「朝が来た」と認識することでリセットされ、臓器などにある副時計は、明るい暗いには関係なく、朝食をとることで主時計より遅れて、新たな1日のために動き出します。

ヒトの場合、体内時計のリセットは朝にしか行われないため、朝目覚めたら必ず寝室のカーテンを開けて朝の光を浴び、朝食はけっして抜かないようにするのがいかに大事か分かるでしょう。

さらに、夜どんなに遅く寝たとしても、毎朝起きる時間をできるだけ一定にするのが、体内時計を乱さないための心がけです。休みの日に、昼ごろまで寝だめをする生活習慣は「社会的時差ボケ」を引き起こすので、けっして好ましくありません。

できれば、朝食に毎日とってほしいのが、良質なたんぱく質が多く含まれている牛乳と納豆です。

筋肉づくりに欠かせないたんぱく質の1日の推奨摂取量は女性50g、男性60gですから、1食あたり20gはとってほしいところです。朝食に、納豆だけでも16・5g、ゆで卵1個(9・8g)と牛乳200㎖1杯(6・6g)をいただくだけで約16gのたんぱく質がとれますから、とても効率的です。

また、納豆には、ナットウキナーゼや大豆イソフラボンが多く含まれています。ナットウキナーゼは血栓を溶かす働きがあり、朝に起こりやすい血液の凝固をおさえて、心筋梗塞や脳梗塞の予防にもつながります。大豆イソフラボンは骨量の減少をおさえ、骨粗鬆症の予防になります(詳しくは172ページ)。

なにをどう食べるかに加えて、いつ食べるかのタイミングがいかに大事かを「時間栄養学」は教えてくれています。

おわりに　男と女は手を取り合って〝目指せ、アクティブ・ライフを！〟

近年、わが国においては健康との関連で、多くの人々が「筋肉」に注目するようになってきています。そして、筋肉づくり（筋トレ）は男性を中心に行われており、メディアには筋骨隆々とした「マッチョ」な男性が登場しています。

いっぽう、世の中には多種多様なダイエット本があふれ、女性はジュニアからミドル、そしてシニアにいたるまで、美しくありたいと、脂肪を減らすために「ダイエット」に励んでいます。

しかしながら、私は以前から、健康づくりという視点からは、女性こそ筋肉に注目し、ジュニア世代からしっかり筋肉づくりをし、ミドル以降のサルコペニア、そしてロコモティブシンドロームに備えること、男性はとにかく、ミドル世代では体脂肪量を減らし、メタボリックシンドロームの予防に努めることが大切であると考えてきました。

そこで本書では、ミドル以降の女性は筋肉づくり、ミドル世代の男性は体脂肪減が健康課題であることを、エビデンスに基づいて明らかにしました。

2020年のオリンピック・パラリンピック（オリ・パラ）東京大会を間近に控えた今、スポーツへの関心は高まってきています。オリ・パラ開催を契機として、「体育の日」は「スポーツの日」に変わります。これは、性、年齢、身体状況を問わず、あらゆる人々が、人生に活力と感動を与えてくれる「スポーツ」を享受することが強く求められている証《あかし》ともいえます。

スポーツの本来の意味は、私が提唱している体を楽しく動かす「動楽」です。「動楽」にヘルシー・グルメ、つまり「食楽」が加われば、「エンジョイ・ライフ」、「サクセスフル・ライフ」がきっと約束されるでしょう。

前著『体力の正体は筋肉』において、筋肉を励ましながら、体力の維持・向上を図る「動楽」が「アクティブ・エイジング」を実現し、それが「自立寿命」を延伸してくれるとの考えを提唱しましたが、幸いにも多くの方々の共感を得ることができました。

特に今、シニア女性は元気であり、女性の平均寿命は男性よりも非常に長くなっていますが、それは生物学的なものだけでなく、ライフスタイルの影響も大きいことが明らかになっています。男性は女性のライフスタイルから学び、女性から自立することが大切です。そして、女性は男性の健康づくりをサポートしていただきたいと願っています。

本書から、健康づくりに関する女性と男性に共通した課題と異なる課題を理解し、それぞれの健康メソッドに生かしていただき、お互いに手を取り合って、「アクティブ・シニア」を目指していただければ、著者の大きな喜びであります。

本書の出版にあたり、集英社新書編集部の金井田亜希さん、そしてコーネルの小野博明さんに深く感謝いたします。

2019年11月

樋口　満

おもな参考文献、資料

寺田新『スポーツ栄養学　科学の基礎から「なぜ?」にこたえる』東京大学出版会、2017
加賀谷淳子 編『女性とスポーツ―動くからだの科学―』朝倉書店、1998
田原優、柴田重信『Q&Aですらすらわかる 体内時計健康法―時間栄養学・時間運動学・時間睡眠学から解く健康』杏林書院、2017
石田良恵『一生、山に登るための体づくり』枻出版社、2018
宮下充正『日本を歩く　ウォーキング―こころとからだの健康を求めて』冨山房インターナショナル、2013
G・ミッチェル 著、鎮目恭夫 訳『男と女の性差　サルと人間の比較』紀伊國屋書店、1983
樋口満『体力の正体は筋肉』集英社新書、2018
Zsolt Radák 著、樋口満 監訳『トレーニングのための生理学的知識』市村出版、2018

樋口満 監修、湊久美子、寺田新 編『栄養・スポーツ系の運動生理学』南江堂、２０１８
樋口満「運動の抗老化作用とその実践」『実験医学増刊』Vol.35-No.20 pp.163-168 羊土社、２０１７
樋口満 編著『ローイングの健康スポーツ科学』市村出版、２０１１
樋口満、福永哲夫 編著『スポーツ・健康科学』一般財団法人放送大学教育振興会、２００９
髙石昌弘 監修、樋口満、佐竹隆 編著『からだの発達と加齢の科学』大修館書店、２０１２
（順不同）

＊１ 『平成29年簡易生命表』厚生労働省
＊２ ＷＨＯ『世界保健統計２０１９』、厚生労働省『平均寿命の国際比較』
＊３ 南カリフォルニア大学ＨＰ https://gero.usc.edu
＊４ 『ＴＩＭＥ』誌「Why Do Women Live Longer Than Men?」by Markham Heid February 27, 2019

＊5 『平成28年国民生活基礎調査の概況』厚生労働省
＊6 性差医療情報ネットワーク調べ
＊7 http://www.mens-health.jp/clinic
＊8 『男女共同参画白書 平成30年版』内閣府男女共同参画局
＊9 『健康づくりのための運動基準2006～身体活動・運動・体力～報告書』厚生労働省運動所要量・運動指針の策定検討会
＊10 『平成20年度学校保健統計調査報告書』文部科学省生涯学習政策局調査企画課、2009
＊11 『骨粗鬆症の予防と治療ガイドライン2011年版』骨粗鬆症の予防と治療ガイドライン作成委員会
＊12 樋口満 監修、湊久美子、寺田新 編『栄養・スポーツ系の運動生理学』南江堂、p138-139
＊13 髙石昌弘 監修、樋口満、佐竹隆 編著『からだの発達と加齢の科学』大修館書店、p58

＊14　公益社団法人日本整形外科学会
＊15　東京都健康長寿医療センター研究所研究員 谷口優
＊16　『日本産科婦人科学会雑誌』Vol.51 No.12, pp.1193-1204（1999）
＊17　一般社団法人日本乳癌学会「乳癌診療ガイドライン」ＨＰ　http://jbcs.gr.jp/guidline/2018/index
＊18　『多目的コホート研究［JPHC Study］』国立研究開発法人国立がん研究センター 社会と健康研究センター 予防研究グループ
＊19　小関信行「クアオルト健康ウオーキングによる健康寿命の延伸～日本型クアオルト（健康保養地）を目指す山形県上山市の事例と全国展開～」『介護予防・健康づくり』Vol.6 No.1, 2019　杏林書院
＊20　伊藤智子「日本人のヘルシーな食事パターンがメタボリックシンドロームを予防する」『介護予防・健康づくり』Vol.6 No.1, 2019　杏林書院
＊21　厚生労働省「大豆及び大豆イソフラボンに関するＱ＆Ａ」２００６

樋口 満（ひぐち みつる）

一九四九年愛知県生まれ。早稲田大学スポーツ科学学術院名誉教授。アクティヴ・エイジング研究所顧問。教育学博士（東京大学）。一九七一年名古屋大学理学部化学科卒業。一九七五年東京大学大学院教育学研究科修士課程修了。専攻は、健康増進に関する運動生理・生化学、スポーツ栄養学。ハンガリー体育大学名誉博士。第二〇回秩父宮記念スポーツ医・科学賞功労賞を受賞。編著書に『体力の正体は筋肉』『からだの発達と加齢の科学』『ローイングの健康スポーツ科学』など多数。

女《おんな》は筋肉《きんにく》 男《おとこ》は脂肪《しぼう》

二〇二〇年一月二二日 第一刷発行　　集英社新書一〇〇七I

著者……樋口《ひぐち》 満《みつる》

発行者……茨木政彦

発行所……株式会社集英社

東京都千代田区一ツ橋二-五-一〇 郵便番号一〇一-八〇五〇

電話 〇三-三二三〇-六三九一（編集部）
〇三-三二三〇-六〇八〇（読者係）
〇三-三二三〇-六三九三（販売部）書店専用

装幀……原 研哉

印刷所……大日本印刷株式会社 凸版印刷株式会社

製本所……加藤製本株式会社

定価はカバーに表示してあります。

ISBN 978-4-08-721107-8 C0247

Printed in Japan

a pilot of wisdom

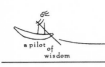